Adalgisa Conti

Im Irrenhaus

Sehr geehrter Herr Doktor
Dies ist mein Leben

Herausgegeben von Luciano Della Mea

Aus dem Italienischen von Linde Birk
Mit einem Nachwort von Dieter Schlesak

Verlag Neue Kritik

Die italienische Originalausgabe erschien 1978 unter dem Titel „Manicomio 1914"

ISBN 3-8015-0161-2

Umschlag Hanno Rink
Druck Fuldaer Verlagsanstalt Fulda

Inhalt

Einleitung

Dies ist nicht der „Fall" Adalgisa Conti, sondern es ist die Geschichte einer Frau, vor allem die von ihr selbst erzählte Geschichte ihres Lebens und die Geschichte ihres psychischen „Todes" in einer von der Anstalt selbst verursachten institutionellen Regression. Oder anders ausgedrückt: Am Anfang gab es eine Geschichte und dann 64 Jahre lang überhaupt nichts mehr: eine leere Zeit, nur durch immergleiche Eintragungen, stereotype Adjektive markiert, wie sie in so vielen Krankenkarteien geschichtslos gewordener Langzeitpatienten stehen.

An unserer Arbeit innerhalb der Psychiatrischen Heilanstalt von Arezzo, bei der wir in einer gemeinsamen Anstrengung aller Beteiligten und insbesondere der Patienten selber versucht haben, den Langzeitpatienten ihre Geschichte zurückzugeben (sie zu „rehistorisieren") – an dieser Arbeit konnte sich Adalgisa Conti nicht mehr beteiligen; sie ist sehr alt, taub und vom Geschehen in den Versammlungen abgeschnitten. Adalgisa gehörte nicht zu den Wortführerinnen im Kampf um die Abschaffung der Irrenanstalt wie andere Patienten; sie war aber wie viele andere von der Institution zerstörte Personen das Symbol für jene Zustände, gegen die wir kämpfen mußten.

Geschichten wie jene der Adalgisa sind paradigmatisch, weil sie glasklar zeigen, daß die psychiatrische Heilanstalt nicht nur ein Ort ist, an dem niemand geheilt wird, sondern auch ein Ort, an dem die Personen unerbittlich von einem

Apparat erdrückt werden, der sie in die stereotype und von vornherein festgelegte Kategorie der Geisteskranken preßt.

Die Geschichte der Adalgisa ist aber nicht nur die so vielen Insassen der Institution Heilanstalt gemeinsame „Karriere einer Geisteskranken", sondern gleichzeitig auch die besondere Geschichte einer Frau, zudem einer Frau, die sich ihrer selbst und ihrer Bedürfnisse erstaunlich bewußt ist und eine außergewöhnliche Fähigkeit hat, ihre Lage und sich selbst zu analysieren; vielleicht wurde sie gerade deshalb zuerst von der sozialen und dann von der institutionellen Gewalt erdrückt. Diese Frau hatte schon 1914 eine hohe Bewußtseinsebene erreicht, die es ihr ermöglichte, ihre Geschichte aufrichtig und eindringlich mitzuteilen, wobei ihr ein für die damaligen sozialen Verhältnisse ungewöhnlicher Bildungsgrad von Hilfe war. Die Gewalt jedoch, mit der sie zunächst auf das stereotype Bild einer gesellschaftlich akzeptierbaren Frau und später auf dasjenige der institutionalisierten Kranken reduziert wurde, verbindet sie mit allen andern in psychiatrischen Heilanstalten lebenden Frauen (wenn man hier überhaupt von „leben" reden kann).

Wenn die Autobiographie auch schon vor 64 Jahren geschrieben wurde, ist sie doch sowohl was das Grundthema der Situation der Frau betrifft, als auch in Hinsicht auf das durch die Widersprüche des neuen Bewußtseins hervorgerufene Leiden hochaktuell (wir beziehen uns dabei auf die Kritik, die auf dem Florentiner Kongreß über das Thema „Frauen und Wahnsinn" von vielen Feministinnen geäußert worden ist: viele Frauen sind nach dem Prozeß der Selbsterfahrung schließlich auf der Couch des Analytikers gelandet); ebenfalls aktuell ist die ärztliche Antwort auf dieses Leiden, die zwar mehr oder weniger raffiniert sein kann, immer jedoch dazu neigt, die Widersprüche in der Frau selbst und diese wiederum nur in der Privatsphäre zu sehen.

Grundthema ist das Thema Gewalt: die Gewalt, die die

Familie durch ihre Erziehung ausübte, indem Adalgisa die Rolle einer „kleinen Mamma" der jüngeren Geschwister aufgezwungen und ihr kindliche Spiele verwehrt wurden; Gewalt der Medizin, die dem Körper der Frau seit eh und je ignorant gegenübersteht, und von der sie das Stigma „sexuell anormal" aufgeprägt bekam, indem ein Bluthusten als „vikariierende Menstruation" diagnostiziert wurde; Gewalt einer Kultur, die den Frauen eine stereotype Rolle vorschreibt, der sie sich anpassen müssen: sanft, keusch, zurückhaltend zu sein – das gilt als „natürlich", daneben gibt es nur noch abweichendes, anormales und krankes Verhalten.

Die Autobiographie der Adalgisa ist die Selbstanklage einer „andersartigen" Frau, die, weil man es ihr so beigebracht hatte, Ausmaß und Symptome ihrer Andersartigkeit bei sich selbst suchte. Die traditionelle Psychiatrie, auch Doktor Viviani, zauderte nicht lange mit der Diagnose: „melancholisches Syndrom", begleitet von entsprechenden Wahnvorstellungen über die eigene Unwürdigkeit und Schuld.

Warum hat Adalgisa ihre Geschichte niedergeschrieben?

Es mag sein, daß eine Art Absprache zwischen dem Arzt, der sich auf diese Weise vielleicht Unterlagen für die Veröffentlichung eines klinischen Falles beschaffen wollte, und der Patientin bestand, die ihre Frage nach dem Warum sich selbst und ihm stellte. Spricht man nicht immer von einer Art Komplizenschaft zwischen dem Opfer und seinem Henker? Kommt es aber andererseits nicht auch zur Einwilligung des Opfers aus der verzweifelten Hoffnung, vielleicht doch noch Rettung zu finden? Nährt Adalgisa, indem sie ihr weibliches Intimleben der falsch distanzierenden Untersuchung des Wissenschaftlers aussetzt, nicht doch leise Hoffnung, ihn verführen zu können – einzige, zweischneidige Waffe der Frau, die zu gebrauchen man ihr beibringt? Aber Adalgisas Schicksal ist schon in dem Augenblick besiegelt, in dem sie die Irrenanstalt betritt: der Machtunterschied zwischen Arzt und Patientin ist so groß, daß die Kommunikation immer eingleisig verläuft. Dasselbe gilt für den Einsatz an Gefühlen. Die Schuldintrojektion wird objektiv bestätigt durch die Institutionalisierung, und die Heilanstalt wird tatsächlich zur „Komplizin" Adalgisas: indem sie sie auf dem Weg ohne Umkehr in die Selbstzerstörung bestärkt.

Die „Wissenschaft", die als Antwort auf das Leiden der Unterdrückten die Irrenanstalten geschaffen hat, kann Adalgisa keine anderen und konstruktiven Lösungen anbieten, und sie selbst hat das so gut begriffen, daß sie ihre „Mitarbeit" einstellt: die Autobiographie bleibt unvollendet. Die Geschichte Adalgisas hat ihr Ende gefunden. Sie wird nur noch einmal jährlich durch lakonische Eintragungen in ihre Krankenkartei ergänzt.

Protagonistin der Geschichte, die in gewisser Weise fortgeschrieben wird, ist die Heilanstalt; soziale Gewalt wird institutionelle Gewalt, individuelles Leiden wird kollektives Leiden.

Was läßt sich über das Verhältnis Heilanstalt und Frau – und damit meinen wir die Pflegerin ebenso wie die Internierte – zum Zeitpunkt der Einlieferung Adalgisas (und nicht nur damals) sagen?

Der strenge hierarchische Aufbau der Anstalt spiegelt eine Sozialstruktur wider, in der die Frau der väterlichen Vormundschaft unterworfen und in jedem Fall als eine Person angesehen wird, die „geleitet und beschützt" werden muß. Dazu ein Auszug aus der Dienstordnung der Provinz-Heilanstalt Arezzo (Anordnungen von 1905, 1908, 1910, 1912), in der von den Aufgaben der Oberpflegerin die Rede ist: „. . . zusätzlich wird in der ihr unterstehenden Abteilung mehr noch als in der Männerabteilung Ordnung der Personen und Dinge, Reinlichkeit und Sauberkeit, Zucht, Moral und Ruhe gefordert. Größte Umsicht hat die

Aufseherin walten zu lassen, wenn Männer – gleichgültig, ob Fremde oder, auf welcher Rangstufe auch immer, zum Personal gehörig – die Abteilung zur Ausführung technischer oder manueller Arbeiten oder aus einem andern Grunde betreten. Sie hat dafür zu sorgen, daß diese ständig von einer Oberpflegerin begleitet werden und sich nicht länger als zur Ausführung der betreffenden Arbeit unbedingt nötig in der Abteilung aufhalten, wobei Gespräche mit den Kranken und den Pflegerinnen zu unterbinden sind. Abends nach der Visite, vor Übergabe der Abteilungen an die Nachtschwestern, hat die Aufseherin sich zu vergewissern, daß alle Eingangstüren der Abteilung doppelt verschlossen sind."

Die Pflegerinnen, die nach Vorschrift ledig oder kinderlose Witwen sein müssen, tragen die gleiche graue unförmige Anstaltskleidung wie die Insassinnen und unterscheiden sich von diesen nur durch die Schürze und den mit einer Kette am Gürtel dieser Schürze befestigten Schlüsselbund. Ihre ‚Moral' unterliegt strengen Regeln und Dienstvorschriften, mit Disziplinarstrafen für jeden Kontakt mit männlichen Patienten. Die Entscheidungsbefugnis über jede einzelne Initiative, über jedes kleinste organisatorische Detail liegt ausschließlich beim Arzt, mit dem sie eine streng hierarchisch geregelte Beziehung verbindet. Auf diese Weise wird für die Anstaltsinsassin „Normalität" und damit „Gesundheit" nach den Maßstäben: Abhängigkeit, Negation der Sexualität und Anpassung an streng fixierte und niemals in Frage gestellte Rollen festgelegt.

Abgesehen davon ist die Internierung als solche bereits eine enorme Vergewaltigung der Frau, die sich ja mit ihrer Rolle innerhalb der Familie identifiziert und, wenn ihr diese genommen wird, jeden Halt und jede Möglichkeit verliert, als Individuum zu leben und sich als solches zu erkennen. Die Rolle als Hausfrau-Ehefrau-Mutter ist die einzige, die als „natürlich", als dem Wesen einer Person weiblichen

Geschlechtes entsprechend angesehen wird. Zur Verwirklichung dieser Rolle aber ist die Beziehung zu einem Mann erforderlich, der ihr dadurch, daß er sie „erwählt", überhaupt erst ermöglicht, sich zu „realisieren".

Erweist sie sich dann als unfähig, seine Erwartungen zu erfüllen, so wird als Opfer nicht sie angesehen – ihr wird im Gegenteil die Schuld zugeschoben, weil sie sich nicht angepaßt hat –, sondern der Ehemann, dem von der Gesellschaft das Recht zugesprochen wird, sie zu verstoßen und durch eine andere Frau zu ersetzen. Eine Einweisung in die psychiatrische Heilanstalt ist nur die letzte Sanktionierung dieses Verstoßes. Damit wird die Frau zum Verlust jedes privaten Raumes, zu einem Leben im Kollektiv, zur beständigen Verletzung ihres Schamgefühls verurteilt, auf das sie als „Verrückte" kein Recht mehr hat und das ihr dennoch dauernd als Voraussetzung für ihre „Normalität" hingestellt wird.

Durch das Anstaltsdasein wird der Verfall ihres Körpers beschleunigt, der zum Instrument einer rein vegetativen Existenz und zum Objekt der Manipulation und Ausbeutung durch die Institution gemacht wird, die ihm entwürdigende und beschämende Arbeiten aufzwingt.

Gesichter und Körper von Langzeitpatientinnen gleichen sich alle. Das Fehlen jeder Möglichkeit, als „Sexualobjekt" „anziehend" und „begehrenswert" zu wirken, wird von den Frauen als Bestätigung der Unabänderlichkeit ihrer Verurteilung verstanden.

Die Sexualität der Frau, die nicht mehr Lustobjekt eines Mannes sein kann, wird von der Institution vollkommen negiert und verdrängt, die jede sexuelle Betätigung als ein Symptom der Krankheit verurteilt und definiert. Onanie, beim Mann als notwendiges „natürliches Dampfablassen" angesehen, wird bei der Frau gewaltsam unterdrückt und stigmatisiert; Homosexualität, in den Männerabteilungen toleriert, wird in den Frauenabteilungen verteufelt.

In dieser Welt der Isolation und Entwürdigung, in der die Geschlechtertrennung rigide erzwungen wird, ist der einzige Mann, zu dem eine Anstaltsinsassin legitimen Kontakt haben kann, der Arzt. Dieser ist allmächtig, Schiedsrichter bei jeder auch noch so geringfügigen Entscheidung, einziger Vermittler zur Außenwelt; er übt eine autoritäre, doch scheinbar „wohlwollende" Präsenz aus, die Anwendung der repressiven Gewalt, die er, ohne kontrolliert zu werden, anordnen kann, überläßt er dem Pflegepersonal. Ist er für dieses Chef, so verkörpert er für die Patientinnen „Gott, Vater, Ehemann" in einem und ist Objekt all ihrer affektiven und sexuellen Impulse.

Die praktische Zerstörung der Irrenanstalt erfolgt durch eine kollektiv geleistete Entlarvung dieser Mechanismen; eine solche Arbeit bedeutet für viele Langzeitpatienten eine Alternative zur Regression: sie haben wieder angefangen zu leben.

Adalgisa Conti wird die Wiederentdeckung ihrer Geschichte nicht mehr viel nützen. Wir haben uns daher gefragt, ob die Veröffentlichung ihrer Autobiographie nicht eine neue Vergewaltigung in der Kette all der vorausgegangenen, von ihr schon erlittenen Vergewaltigungen wäre. Dies wäre sie auch sicher in dem Augenblick, in dem diese Geschichte als Material für einen „klinischen Fall", als Übungsbeispiel benutzt wird (wobei es dann keinen Unterschied macht, ob traditionelle Diagnosen gestellt oder raffinierte psychodynamische Interpretationen vorgenommen werden), und nicht als Instrument der Anklage und des Kampfes gegen die ausschließenden Institutionen und die soziale Vergewaltigung der Frauen gesehen wird.

(Gruppe der im psychiatrischen Dienst der Provinz Arezzo beschäftigten Frauen.)

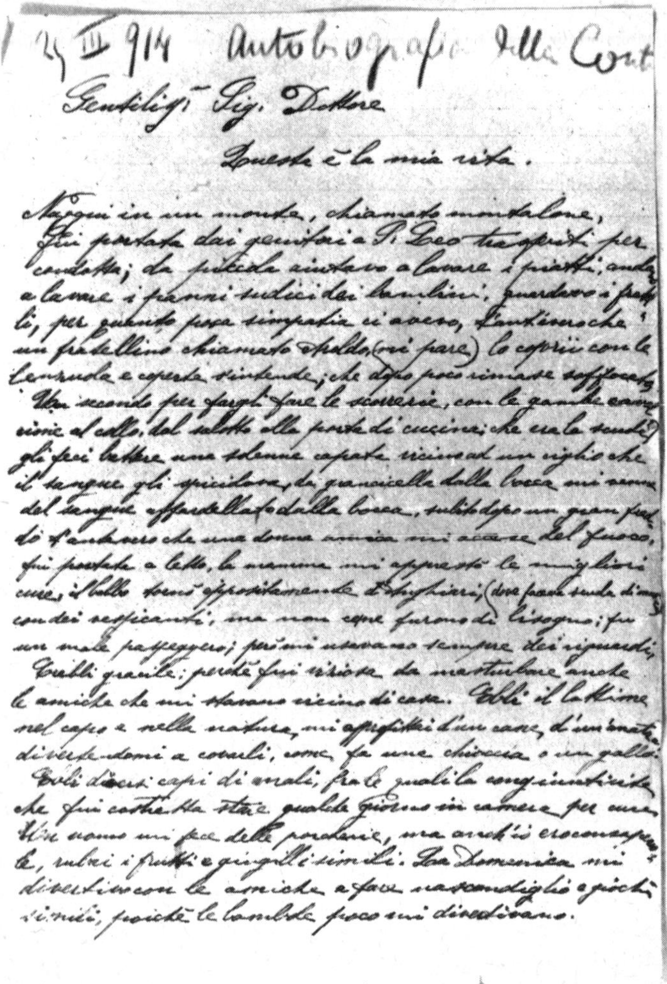

24 III 914 Autobiografia della Cont

Gentiliss.mo Sig. Dottore

Questa è la mia vita.

Nacqui in un monte, chiamato montalone,
fui portata dai genitori a S. Leo trasferiti per
condotta; da piccola aiutavo a lavare i piatti; andavo
a lavare i panni sudici dei bambini; guardavo i fratel-
li, per quanto poca simpatia ci avevo, tant'è vero che
un fratellino chiamato Aroldo, (mi pare) lo coprii con le
lenzuola e coperte s'intende; che dopo poco rimase soffocato.
Un secondo per fargli fare le scorrerie, con le gambe cavalcioni
al collo, dal salotto alla porta di cucina; che era la soglia
gli feci battere una solenne capata vicino ad un [illegible] che
il sangue gli [illegible], da guanciella dalla bocca mi [illegible]
del sangue [illegible] dalla bocca, subito dopo un gran [illegible]
di [illegible] che una donna amica mi [illegible] del fuoco,
fui portata a letto, la mamma mi apprestò le migliori
cure, il babbo [illegible] appositamente d'[illegible]; (dove [illegible] di me
con dei vescicanti; ma non come furono di bisogno; fu
un male passeggero; però mi usavano sempre dei riguardi;
Ebbi [illegible]; perchè fui visitata da [illegible] anche
le amiche che mi stavano vicino di casa. Ebbi il [illegible]
nel capo e nella natura, mi [illegible] d'un cane, d'un [illegible]
divertendomi a [illegible], come fa una chioccia o un gallo.
Ebbi diversi capi di mali; fra le quali la congiuntivite
che fui costretta stare qualche giorno in camera per [illegible]
Un uomo mi fece delle porcherie, ma anch'io [illegible]
le, rubai i frutti e gingilli simili. La Domenica mi
divertivo con le amiche a fare nascondiglio e giochi
simili, poichè le bambole poco mi divertivano.

Autobiographie der Adalgisa Conti

25.3.1914

Sehr geehrter Herr Doktor

Dies ist mein Leben.

Ich wurde auf einem Berg geboren, der Montalone heißt. Meine Eltern zogen später nach S. Leo und nahmen mich mit. Als kleines Mädchen half ich beim Geschirrspülen, ging die schmutzige Wäsche der Kinder waschen, hütete die Geschwister, obwohl mir dies gar nicht gefiel. So deckte ich einmal einen meiner kleinen Brüder mit Namen Aroldo (glaube ich) so fest mit Leintüchern und Decken zu, daß er darunter erstickte. Einen andern, den ich mir rittlings auf die Schultern setzte, schleuderte ich vom Wohnzimmer aus so heftig gegen die Tür zur Küche – sie diente gleichzeitig als Schulraum –, daß mein Bruder sich den Kopf an einer Augenbraue anschlug und sein Blut herausschoß; als ich schon größer war, lief mir einmal klebriges Blut aus dem Mund, und ich begann danach furchtbar zu frieren, so daß eine befreundete Frau das Feuer für mich anzünden mußte. Man brachte mich zu Bett, meine Mama pflegte mich aufs beste, mein Papa kam eigens aus Anghiari zurück (wo er an der Musikschule war) und brachte Zugpflaster mit, aber ich brauchte es nicht mehr, denn die Krankheit ging vorüber; man ließ mir jedoch weiterhin Schonung angedeihen.

Ich wuchs als schmächtiges Mädchen heran, denn ich war so lasterhaft, daß ich auch meine Freundinnen aus der Nachbarschaft masturbierte. Ich bekam Milchschorf auf dem Kopf, und in der freien Natur mißbrauchte ich einen Hund, eine Ente, hockte mich auf sie wie eine brütende Henne oder ein Hahn.

Es befielen mich verschiedene Leiden, darunter eine Bindehautentzündung, die mich für ein paar Tage ans Bett fesselte. Ein Mann trieb Schweinereien mit mir, aber ich wußte ganz genau, was er da tat. Ich stahl Obst und allerhand Kram. Sonntags spielte ich mit meinen Freundinnen gern Verstecken und ähnliches, denn aus Puppen machte ich mir nicht viel.

Ich hatte kein besonders geselliges Wesen und pflegte daher nur mit wenigen Leuten Umgang. Durch das Herumschleppen meiner Geschwister, das Wasserschöpfen aus dem Brunnen, Holztragen und andere kleine Verrichtungen, erkrankte ich am Magen, wie es hieß, und mein Papa brachte mich ins Krankenhaus zu einer Ärztin; aber der Erfolg war nicht groß, denn ich kehrte mit gelbem Gesicht wieder nach Hause zurück und mußte Lebertran schlucken gegen die Schwindsucht, die ich hatte, wie sie mir sagten. Oft floß mir das Blut in Strömen aus dem Mund, und aus all diesen Gründen wuchs ich schwächlich heran. Mit dreizehn machte ich die Erstkommunion; damals wurde ein großes Fest gefeiert, die Hundertjahrfeier. Zwei Monate später zogen wir nach Anghiari, meiner Mutter war ich von geringer Hilfe, denn ich machte Hausarbeit bei der Schneiderin Rosa Dragoni und einige Monate später dann in einer Strickerei.

Nach ein paar Jahren starb mein Vater und hinterließ der Mama eine große Familie; am Morgen, nach dem wir Papa verloren hatten, blieb ich zu Hause (versteht sich) und erledigte das wenige, was es zu erledigen gab; nach dem Essen aber ging ich wieder zur Rosa, die in Wirklichkeit herzensgut war, und die nur wegen der allzuvielen Aufträge, die sie zu erledigen hatte, oft nervös wurde.

Um jene Zeit, ich war sechzehn, begann ich Probo, der mir ehrlich gesagt gut gefiel, schöne Augen zu machen; als wir dann aber zum erstenmal miteinander sprachen, war ich wie auf den Mund gefallen, und als er dann anfing, mir anzügliche Sachen zu sagen, da lief ich feuerrot an und geriet in solche Verwirrung, daß mir keine passende Antwort einfiel (ich spielte die Unschuldige); dabei war ich, wie ich Ihnen in meinen früheren Briefen schon geschrieben habe, die Schlimmste von allen.

Acht lange Jahre herrschte in dieser Liebe mal Streit, mal Frieden; wie viele, viele Stürme hat es gegeben! Und fast immer durch meine Schuld, denn ich erfüllte nicht ergeben und demütig all seine Forderungen; seine sinnlichen, aber natürlichen Forderungen. Jedesmal, wenn er bestimmte Töne anschlug, widerte er mich an, und ich sagte dann immer, ich wolle nicht die Ehre meiner Schwestern verletzen, und außerdem könnte es für mich böse Folgen haben usw., doch das waren alles nur Ausreden; das Entscheidende war, daß ich nie jene Lust spürte, die bei zwei Verliebten normal ist.

Ich verstand ihn mir vom Leib zu halten, als er mir in der ersten Zeit unserer Beziehung beweisen wollte, was für zärtliche und aufrichtige Gefühle er für mich hatte. Dadurch aber begann er mich bald zu vernachlässigen und mir die kalte Schulter zu zeigen.

Ich habe immer ein stolzes Wesen gehabt und mich wenig unterwürfig und ergeben gezeigt; auch meine Brüder und vor allem die Schwestern hielt ich streng an der Kandare, denn ich hätte nicht gewünscht, daß sie sich schon in jungen Jahren auf wenig ehrbare Liebeleien einließen; ich wollte an ihrer Seite schon lieber einen Angestellten oder einen Gutsbesitzer in besserer Position sehen, als ich es getroffen hatte. Mein Vater hinterließ bei seinem Tode einen Sohn namens Carlino, den ich tausendmal zu Dingen mißbrauchte, wie sie Ehepaare tun, und auch Lucia weihte ich in die Geheimnisse der Sinnlichkeit ein, wie ich schon mehrfach gesagt habe. Glauben Sie mir, Herr Doktor, ich bin eine erbärmliche Frau, eine Frau, die keine Achtung verdient, und Probo hat ganz Recht getan, es mir heimzuzahlen und mich ins Loch zu stecken.

Zu meinen schlimmsten Lastern kam noch, daß ich launisch war und bei jedem geringfügigen Anlaß losschrie, so zum Beispiel, wenn er mich nicht beachtete, nicht zur abgesprochenen Zeit erschien oder wegen ähnlicher Nichtigkeiten. Und erst die Eifersucht! Davon sollte ich gar nicht erst anfangen. Ich war eifersüchtig auf die Männer, weil ich befürchtete, sie könnten ihn von mir abbringen, und so spionierte ich ihm nach. Ich war auf alles und jeden eifersüchtig, sogar auf die Fliegen an der Wand – Sie können sich vorstellen, wie dann erst auf die Frauen! Verbot er mir etwas, zum Beispiel das Tanzen oder das Schminken, oder daß ich mit Freundinnen aus der Nachbarschaft ging, so tat ich es aus Trotz erst recht. Mit der Zeit allerdings hat er mir alles heimgezahlt! Nun, das sind Geständnisse nach so vielen Jahren, über die Sie selbst urteilen mögen!

Ein einziges Mal war ich meiner Erinnerung nach krank, etwa vierzehn Tage litt ich an einer Darmblutung, ich hatte dabei eine große Muskelschwäche, Nieren- und Kopfschmerzen, Magenerweiterung, Schmerzen an den Schultern und viele andere Übel, von denen meine Mama sagte, ich hätte sie schon als Kind gehabt; doch daran erinnere ich mich nicht. Ich hatte immer Angst, schwindsüchtig zu sein, denn meine Kehle war ständig rauh und ich litt oft an Erkältungen. Wenn Sie wüßten, Herr Doktor, wieviel Arzneien und allen möglichen Kram ich geschluckt habe! Sogar Eisenspäne und anderes, was ich Ihnen nicht nenne: Ich nahm Zitrone und Alaun als Schrumpfmittel, nachdem ich Schweinereien getrieben hatte. Das waren alles Dinge, *die mir beigebracht worden sind, oder vielmehr, nicht beigebracht: ich hatte sie von gewissen Leuten gehört, nämlich von einer zweifelhaften Frau, der Giuseppa, die ziemlich unanständig, aber auch sympathisch war (die Geschichte mit der Zitrone). Die Sache mit dem Alaun hatte ich von meiner Meisterin, der Rosa. Ich hörte aufmerksam zu, als sie sagte: Du weißt ja, Alaun nimmt man als Medizin für die Füße, wenn man Frostbeulen hat (worunter ich aber nie gelitten habe); und die Signorina Verginia Sanledini, die auch in Anghiari, nur wenige Schritte von meinem Haus entfernt wohnte – ein ältliches Fräulein, weil sie von einem Doktor in der Liebe betrogen worden war –, begab sich nach Arezzo, wo sie einen Besitz hatte, und befragte dort eine ihr vertraute Person, ob man mit Alaun jene Reinheit wieder zurückerwerben könne; ich spielte die Naive, aber schließlich war ich ja nicht taub. Ich kaufte diesen Alaun bei einem Mann namens Aroldo gegenüber der Werkstatt, in der ich arbeitete, und gab vor, damit ein*

*Fußbad nehmen zu wollen. In Wirklichkeit aber tränkte ich Watte mit Alaun und benetzte wieder und wieder dieselbe Stelle, damit sie sich zusammenziehen sollte; haben Sie verstanden, was für Zeug ich da trieb? Als ich auf den Abort ging, benutzte ich den Griff des Deckels, eine Eisenstange, dick wie mein kleiner Finger und ohne den Riegel etwa dreißig Zentimeter lang, wofür, erinnere ich mich nicht mehr. Mit Messingkugeln gleich jenen an diesen Türen (Türen meines Hauses, das ich das Haus des Leidens nennen möchte) rieb ich mich vor dem Feuer in der unteren Gegend, um jenes Gefühl zu empfinden, das einen ganz außer sich geraten läßt und nachher so matt und erschöpft macht wie den armen Soldaten nach einem Kampf oder einem langen Marsch.** * Ich nahm auch ein gewisses Schächtelchen,

* Den kursiv gedruckten Text hat Adalgisa Conti mit einigen bedeutungsvollen Varianten noch einmal geschrieben, unter anderem fügte sie die Beschreibung einer wahren oder imaginären sexuellen Annäherung des Vaters hinzu:

„... die mir beigebracht worden sind, oder vielmehr, nicht beigebracht: ich hatte sie von gewissen Leuten gehört, nämlich von einer zweifelhaften Frau, der Giuseppa, die ziemlich unanständig, aber auch ein sympathischer Typ war (die Geschichte mit der Zitrone).

Die Sache mit dem Alaun hatte ich von meiner Meisterin, der Rosa. Ich tat unschuldig und spitzte die Ohren, als sie sagte: Du weißt ja, Alaun nimmt man als Medizin für die Füße, wenn man Frostbeulen hat, worunter ich aber nicht litt; und die Signorina Virginia Sanledini, die auch in Anghiari, nur wenige Schritte von meinem Haus entfernt wohnte, und schon etwas ältlich war, da auch sie ein Doktor betrogen hatte, begab sich hierher nach Arezzo, wo sie einen Besitz hatte, und befragte eine ihr vertraute Person, ob man mit Alaun oder einem anderen Mittel jene verlorene Reinheit wieder zurückerwerben könne; ich tat, als ob ich nicht zuhörte, aber ich war ja nicht taub. Ich kaufte Alaun bei einem Mann, der Aroldo hieß und dessen Laden gegenüber meiner Werkstatt lag (ein Laden, in dem viele Jahre zuvor meine Schwiegereltern gewohnt hatten); nachdem ich dieses Mittel unter dem Vorwand gekauft hatte, ein Fußbad machen zu wollen, nahm ich kleine phenolgetränkte Wattebäusche und benetzte wieder und wieder dieselbe Stelle, damit sie sich zusammenziehen sollte; haben Sie verstanden, was für Zeug ich da trieb!?

Eines Tages, als ich auf den Abort ging, benutzte ich den Griff des Deckels, der dick war wie mein kleiner Finger, ohne den Riegel etwa dreißig Zentimeter lang, wofür, erinnere ich mich nicht mehr, und dann,

das aussah wie eine Federbüchse, aber in der Mitte eine Erhöhung hatte, und das mir ein Onkel namens Moderato von einem Ausflug aus Rom mitgebracht hatte. Darin befand sich eine Pastille, die aussah wie eine Zuckermandel und die man Kampfer nannte, eine Spezialität zur Behandlung von Kopfweh oder Erkältungen, man rieb sich damit Stirn, Schläfen und Nasenflügel ein. Ich versuchte es am Ende sogar mit Rotz, Speichel, Schleim, aber umsonst, ich spürte nichts mehr. Zuviele, allzuviele Male hatte ich es gemacht und jede Grenze überschritten. Ich heuchelte bis zum Schluß, und Probo kann mir meine Gemeinheit, Verdorbenheit und Niedertracht und schließlich die Schande, die ich ihm durch so viel Lug und Trug antun wollte, niemals verzeihen. Niemals kann ich von ihm Vergebung erhoffen, denn ich, ich selbst war die Verbrecherin.

Nach unzähligen Widrigkeiten heiratete ich, nachdem das Aufgebot ohne Wissen unserer Familien und des Dorfes ausgehängt worden war und zwar deshalb, weil er ein Verhältnis mit einem Mädchen namens Vittoria hatte, der ich die schlimmsten Dinge nachsagte. Er war mit Freunden für einige Tage mit dem Frühzug nach Neapel gefahren und hatte mir von dort ein Kettchen mit einem Mosaik-Kleeblattanhänger mitgebracht, außerdem eine Tasche, die seine in Neapel

Herr Doktor, drehte ich ihn von beiden Seiten hinein.

Auch mein Vater verführte mich eines Abends, als niemand zu Hause war, vor dem Feuer und blickte mich mit großen Augen an, aber er tat mir nichts zuleide. Mit Messingkugeln gleich jenen an diesen Türen, Türen eines Klosters, das ich für mich das Haus des Leidens nenne, rieb ich mich in der unteren Gegend; es waren Verzierungen an einem blechernen oder gußeisernen Gestell im Kamin, durch das die Asche vom Holz getrennt wurde; und während ich darüberstrich, erlebte ich jenes Gefühl, das einen ganz außer sich geraten läßt und nachher so matt und erschöpft macht wie den armen Soldat nach einem Kampf oder einem langen Marsch. Drei Mädchen, die mit Probo geschlafen hatten, schickte ich Karikaturen."

lebende Schwester für mich gekauft hatte. Aber er brachte auch einem Mädchen namens Amelia, das in seiner Strickerei arbeitete, eine Nadel mit einem Kleeblatt mit – genau die gleiche Mosaikarbeit wie meine Kette. Ich war sehr eifersüchtig auf sie, sie war schön, gut gewachsen, sympathisch und hatte ein paar Augen, mit denen sie den Männern den Kopf verdrehte; wenn ich sie nur zu Gesicht bekam, begann mein Herz wie wild zu schlagen, poch, poch, poch . . . Ich will damit sagen, daß mir ihr Anblick wenig behagte, weil sie um den Hals ständig eine Silberkette mit einer Medaille trug, die ebenfalls Probo ihr geschenkt hatte.

Genug damit, lassen wir ihn in Frieden; wenn ich nicht einen so schlechten Charakter gehabt und mich besser aufgeführt hätte, so hätte er mich auch nicht ins Loch gesteckt; das heißt, Loch wollte ich eigentlich nicht sagen, Herr Doktor, sondern er wird das Leben so lange Tropfen für Tropfen aus mir heraussaugen, wie es ihm paßt. Im übrigen werde ich mit der Ergebenheit einer Heiligen alles ertragen und kämpfen, solange mein Schicksal, Probo und die Ärzte es wollen. Sollten Sie wünschen, Herr Doktor, daß ich Ihnen weiteres schreibe, so stehe ich zu Ihrer Verfügung, doch machen Sie mir dann bitte Vorschläge, über welches Thema ich schreiben soll, denn gegenwärtig ist mein Kopf wie ausgehöhlt, und ich verstehe nichts mehr.

Neuer Versuch

Ein paar Tage, nachdem er also aus Neapel zurückgekehrt war, heiratete ich; an einem Sonntag, nachmittags um drei. Ich war gerade beim Geschirrspülen, da kam Probo herein und sagte, zieh dich schnell an, im Rathaus wartet schon der Bürgermeister, und es ist eine Schande, ihn noch länger warten zu lassen. Er selbst wollte den kleinen Weg durch den Gemüsegarten über die Wiese nehmen, und ich sollte mich von einer Schwester oder einer Freundin, von irgendjemand eben, begleiten lassen. Die Aussteuer hatte ich durch eigne Opfer und die meiner Mutter beisammen, auch Kleider besaß ich meiner Stellung gemäß ganz ordentliche. Nun, um es kurz zu machen, ich schickte eine meiner Schwestern zur einzigen Freundin, die mir noch geblieben war, einer gewissen Marietta Fuci, die bei den Damen Sanledini in Dienst stand; sie eilte sofort herbei, froh, mir einen Gefallen erweisen zu können, denn auch sie war, obwohl sie einen sehr guten Charakter hatte, von einem jungen Mann namens Nemo betrogen worden, nachdem sie von jung auf nur für ihn gelebt hatte, und dies viele Jahre lang. Ich erinnere mich, daß es Juni war, denn die Sonne stach heiß, und man schwitzte; ich kleidete mich rasch an und machte mich mit der Freundin auf den Weg, den ich mir einst mit Rosen bestreut vorgestellt hatte. Auf der Straße begegnete ich einer jungen Frau, die in Pippos Strikkerei arbeitete; ich trug mein Schirmchen in der Hand und tat so, als machte ich einen Spaziergang nach Sansepolcro. Wir gingen nun zu dritt auf der Hauptstraße nebeneinander her; ich begegnete nur wenigen Leuten, denn um diese Tageszeit hielten die meisten Mittagsruhe. Als ich ankam, wartete Probo schon oben an der Treppe und rief mir entgegen: Was brauchst du so lange, ich warte hier schon eine Ewigkeit auf dich! Als Trauzeuge war ein Freund von ihm namens Guido, ein leidenschaftlicher Jäger wie Probo, gekommen, den ich nicht gern in Probos Gesellschaft sah, da er als ein Schürzenjäger galt. Wie schmerzlich hätte ich es empfunden, wenn Probo seinen familiären Verpflichtungen nicht nachgekommen wäre! Der zweite Trauzeuge war ein gewisser Clodomiro, Gemeindediener, das heißt, Hilfsschreiber des Herrn Francesco Tuti, eines Ingenieurs und Architekten. Im Gemeindesaal traf ich den Bürgermeister und einen andern Mann namens Muzio, der ebenfalls Gemeindediener war. Man erklärte mir meine Pflichten und ließ sowohl Probo als auch mich unterschreiben; ich trat ans Fenster, von wo aus man das östliche Panorama sah; als wir wieder draußen waren, gab Onkel Moderato in einem winzigen Salon Wermut für uns aus. Dann ging ich mit Herrn Giusto, dem Untersekretär, und den Freundinnen durch den Gemüsegarten, einen antiken Gemüsegarten von Nonnen oder Mönchen, wenn ich mich richtig erinnere. Anschließend machte sich Probo allein auf, und ich winkte ihm von der Mauer aus nach, die die Straße begrenzt; dann wartete ich zu Hause auf seine Rückkehr. Vorher ging ich noch durch den Garten des Rathauses mit den andern zu einer Frau, der Mutter eines Jungen, der früher bei Probo in der Druckerei gearbeitet und mir häufig Liebesbriefe überbracht hatte. Die arme Frau namens Rosa lag krank im Bett und verzehrte sich vor Sehnsucht nach ihrem Sohn, denn sie hatte sich in den Kopf gesetzt, daß sie nur noch wenige Tage zu leben hätte. In ihrem Zimmer befanden sich Leute, die mich ermunterten, von Probo zu erzählen, und die sich sehr wunderten und auch darüber freuten, daß wir so schnell geheiratet hatten.

Ich trat den Heimweg an; ich habe vergessen, zu sagen, daß ich in jenem Haus ein schönes, großgewachsenes und sympathisches Mädchen namens Luigia getroffen hatte, die von bescheidenem Wesen und zurückhaltend gekleidet war: Tochter einer Frau, deren Ehemann, ein Steinmetz und Schmuggler (wurde behauptet, aber ich weiß es nicht), weit weg war, und den sie mit Guido betrog; die Töchter standen im Dienst. Die Älteste, die ich schon erwähnt habe, lebte in Rom, wo sie von einem großen Herrn ausgehalten wurde – doch mehr weiß ich nicht darüber. Oben am Platz begegnete ich dem Freund Probos, einem gewissen Francesco Dragoni, der sich darüber wunderte, daß ich am Nachmittag geheiratet hatte und niemand etwas davon wußte. Als ich dann mutterseelenallein nach Hause kam, lehnte ich mich zum Fenster unseres Zimmers hinaus und wartete auf Probo; dabei schämte ich mich vor den Leuten, die vorübergingen und mich sahen. Am selben Tag kam noch eine Botschaft, Blumen und eine Glückwunschkarte, auf der Dinge standen, über die ich weinen mußte. Sie waren von zwei Kindern einer Freundin gebracht worden, Tochter eines Tabakhändlers, bei dem ich außer bei der Rosa auch schon gearbeitet hatte.

Am Abend kamen die Tante und die Kusine Probos und er selbst, alle zusammen, um mich abzuholen. Ich ging mich von den Freunden aus der Nachbarschaft und der Mama verabschieden, nachdem ich diese gebeten hatte, meinem Gemahl meinetwegen ins Gewissen zu reden. Darauf brach ich zu dem mir bestimmten Orte auf. An der Haustür begegnete ich meinem Schwager Pandaro. Als sich die Tür hinter mir schloß, kamen die Leute gerade aus dem Kino. Die Beleuchtung war schlecht, und ich hielt den Kopf gesenkt, so weiß ich nicht, ob Leute vorübergingen. Ich sah nur einen Jungen, Marchino, der das Bäckerhandwerk ausübte und der oben an der Treppe stehenblieb und mich verwundert ansah.

Conti 2

In faccende domestiche; andai a lavorare
dalla Rosa Dragoni Sarta, dopo pochi mesi, in
una maglieria, Dopo qualche anno morì il babbo lascian-
do la mamma con la famiglia numerosa; la mattina
dopo la perdita del babbo (si capisce) stavo in casa
a fare quel poco c'era da fare, e il dopo pranzo
me ne ritornavo di bel nuovo dalla Rosa. che di carattere
in verità era buona ma nervosa, per il troppo
lavoro forse: che aveva da disimpegnare. In quel
tempo a sedici anni mi misi per mezzo di ~~...~~
~~...~~ ad amoreggiare con Tiobo; che a dire il vero
mi piaceva, ma parlandoci le prime volte non sape-
vo cosa dirgli; e se mi entrava parlando di cose
un po' grasse, diventavo rossa rossa confusa, da non
sapere cosa rispondergli; (facevo l'ingenua) ma come
gli ho scritto nelle lettere antecedenti ero la peggiore di tutte.
Per lunghi otto anni continuai l'amore fra la pace e
la discordia, Dopo tante e tante traversità; (più
che mai per colpa mia), perchè non fui sottomessa
e umile a cedere ai suoi voleri; voleri materiali, ma
naturali: Tutte le volte che mi entrava in certi
fatti; mi disgustava, e sempre gli dicevo che non
volevo essere io per la prima a disonorare le sorelle,
e che mi poteva succedere cose brutte, e tante
altre cose simili; ma tutte scuse erano; l'importan-
te era, che non avevo quel sentimento che provereb-
bero due innamorati: Fui inoltre tutti i peggiori difetti
capricciosa, per la minima piccolezza ci gridavo,
come per esempio, se non mi guardava, se non veniva
allora fissato, e sciocchezze di questo genere. Gelosa

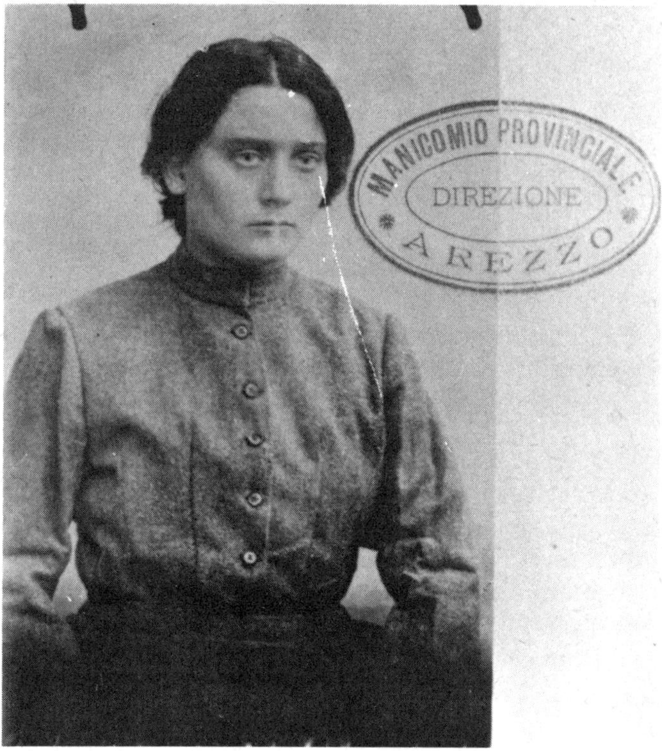
MANICOMIO PROVINCIALE
DIREZIONE
AREZZO

Während ich die Stufen hinaufging, wurden mir die Knie ganz weich. Es war mir so, als ginge ich immer eine Stufe hinauf und zwei wieder zurück. Ich lief den Korridor entlang, und in dem großen Salon umarmten mich Probos Eltern, und ein gewisser Basini, der Tabakhändler und ein enger Freund Probos war, drückte mir die Hand, ebenso Freunde von Pippo, darunter ein ehemaliger Garibaldi-Soldat, der Uhrmacher in Florenz war, dann Dr. Busatti und seine Frau, der Zahnarzt Attilio und noch einige, an die ich mich nicht mehr erinnere. Man bot mir eine Erfrischung an, und nach ein paar Späßchen von Attilio gingen wir zu Bett.

Das Schlafzimmer war schöner als meines zu Hause, schöner als ich es verdient hatte. Ein weißer Überwurf auf dem Bett, ein Waschtisch, eine Kommode mit einem wunderschönen Spiegel darüber, so daß man sich vom Bett aus darin sehen konnte, in einer Ecke ein kleiner Lehnsessel, auf dem Probo seine Kleider ablegte, zwei Nachtkästchen, zwei Nußbaumstühle, von denen einer mir gehörte, die Waschschüssel, ein kleines Bild mit Efeublättern, das mein Gemahl gezeichnet hatte, als er in Città di Castello im Internat war, wo er anstatt Priester zu werden das Druckerhandwerk erlernt hatte, ein Heiligenbild über dem Bett und neben dem Bett auf meiner Seite die nicht sehr große Fotografie einer Freundin meiner Schwägerin Elettra mit Namen Caterina Ducci, die an Schwindsucht gestorben war; auf Probos Seite wiederum befand sich über einem kleinen Sessel ein Blumen- und Blätterstrauß aus Keramik.

Als ich mich auszog, hatte ich ein unangenehmes Gefühl, weil ich ja wie gesagt weder unschuldig noch verführerisch war. Probo half mir beim Ausziehen, und dann gingen wir ins Bett. Vor dem Lichtlöschen wollte ich zuerst wissen, wer von uns beiden zuerst sterben würde, dazu muß man bis drei zählen (so hatte ich es gehört). Probo hat sein Licht als erster gelöscht, weil er nur bis zwei zählte und dann schon anfing zu blasen. Wir wiederholten das Spielchen noch zweimal, aber ich war nicht sehr befriedigt und Probo gewiß auch nicht. Wir redeten noch ein bißchen, schliefen wenig, und am Morgen gegen zehn standen wir auf. Ein kleines Mädchen namens Domenica, das bei meinem Schwiegervater zur Miete wohnte, brachte mir den Kaffee, ich war noch halbnackt. Ich trank, wusch mich und zog eine blauweiß-karierte Kittelschürze an, von mir selbst genäht, nachdem ich wieder und wieder Maß genommen hatte. Den Stoff hatte der Mann meiner Tante Rosa meiner Schwester Lucia geschenkt, es war ein Baumwollrest, der wie Wolle aussah, und da er mir sehr gefiel, tauschte ich ihn gegen ein anderes Stück Schürzenstoff, das ich bei der Carmela am Markt, dem besten Geschäft meines Dorfes, gekauft hatte. Ich ging zusammen mit Probo aus dem Zimmer.

Das also war der Bericht über meine Hochzeitsnacht und den Tag, an dem ich heiratete. Schön? Was meinen Sie? Jetzt urteilen Sie selbst, kritisieren Sie ruhig diese vier Seiten, die ich vollgeschrieben habe, um eine Sache zu schildern, für die eine intelligentere Person nur wenige Worte gebraucht hätte. Stimmt's, Herr Doktor?

Fortsetzung

Ich ging mit Probo in die Küche hinunter, wo Carlotta, meine Schwiegermutter, am Spülstein stand, auf dem sich ein Abtropfständer befand. (Ich nenne ihn so, weil ich nicht genau weiß, wie man sagt.) Sie formte den Spinat, den sie aus einem Kochtopf herauszog, zu kleinen Kugeln; ich küsste sie und begrüßte dann eine Frau namens Rosa, auch sie Mieterin von Pippo, die einen Blätterteig fürs Mittagessen ausrollte. Danach machte ich mit Probo einen Rundgang durch die Druckerei, die ich vorher nie gesehen hatte; als wir dort wieder herauskamen, setzte er mir einen alten Hut auf den Kopf, einen Panama mit einem braunen oder weißen oder blauen Band, der gewiß seinem Vater gehörte; er führte mich in den Gemüsegarten, einen alten Gemüsegarten, der zu einem Kloster gehörte und den Pippos Eltern von Mönchen gekauft hatten; er achtete darauf, daß ich nicht von der Sonne rot wurde, aber die Sonne machte mir nichts aus, denn ich war schon als Dreizehnjährige in den Feldern herumgestreunt, oft war ich ohne Wissen der Meinen barfuß einer Ziege nachgelaufen; und dann, als mich mein Vater nach der dritten Klasse zur Schule begleitete – denn meine Mutter unterrichtete nur die ersten Klassen – , wo ich zuerst noch einige Tage zur Lehrerin Minerva Ducci ging und dann in die vierte Klasse zur Lehrerin Ersilia Vagnetti kam, der Frau des schon erwähnten Herrn Giusto (Gemeindediener), ja da mußte ich bei Wind, Regen, Schnee, Eis, bei jedem Wetter Tag für Tag von Anghiari nach San Leo zu Fuß gehen. In der Schule gehörte ich nicht zu den Scheinheiligen; ich schrieb schlimme Dinge an die Wandtafel, damit die anderen Mädchen sich entsetzen sollten. Ich war nicht sehr intelligent und gelehrig in Geschichte und Mathematik, was doch die wesentlichen, ja die wichtigsten Dinge sind. An dem Hemd, das ich fürs „Handarbeiten" von

Hand nähen und besticken sollte, haben meine Klassenkameradinnen mehr Stiche gemacht als ich. Schönschreiben konnte ich ganz gut (aber Schönschreiben ist etwas für Esel), so blieb ich immer derselbe Esel, als der ich geboren wurde. Im Monat Mai dann, wenn die Esel schreien und am 28. Markttag ist, den die Bauern Hammelmarkt nennen, obwohl es richtig Markt von San Pietro heißt, also da hatte ich die vierte Klasse beendet und saß wieder zu Hause und hütete meine Schwester Lucia, die von der Amme zurückgebracht worden war. Aber lassen wir diese nichtigen Dinge und kehren wir zurück zu Probo.

In den ersten Tagen meiner Ehe war ich glücklich; danach hätte ich ihn am liebsten am Rockzipfel festgebunden, wäre gern mit ihm spazierengegangen oder zu Vergnügungen, aber er mit seinem zwar aufrichtigen, aber ernsten Wesen ging den lieben langen Tag seiner eignen Wege, vor allem sonntags, dann ging er mit Freunden auf die Jagd und abends zum Billard. Er war kalt und gleichgültig, küsste mich nie mit jener Wollust, die ich ersehnte, küsste er mich doch einmal, so glaube ich mehr aus Mitleid oder um seine Ruhe zu haben. Nachts kam er spät nach Hause, und oft weinte ich unter meiner Decke verborgen, und da ich die Befriedigung nicht fand, die Eheleute, die sich wirklich lieben einander geben, machte ich es mir oft selbst mit dem Finger, um jenes ich weiß nicht was zu fühlen, das mir Lust bereitete. Diese Lust hatte ich mit Probo in all den vielen Jahren nur ein oder zweimal gefühlt, ansonsten war es für mich ein einziges Leiden, denn ich glaubte, man müßte diesen paradiesischen Augenblick zusammen erleben. Ich lag da, murmelte irgendetwas und wartete auf den Höhepunkt, den es aber für mich nicht gab; dabei könnte ich nicht einmal sagen, wie es die andern empfinden oder ob ich es mit einem andern erlebt hätte. Wenn Probo mich nachher fragte, wie es war, das heißt, ob ich befriedigt wäre, so bejahte ich stets, denn ich wollte mir von ihm nicht sagen lassen: Was ist, bist du aus Stein, daß du nichts fühlst? Um ihm dieses Mißvergnügen zu ersparen, spielte ich ihm etwas vor und litt für mich. Auch eine Freundin namens Italia, die in dem Haus wohnte, in dem auch ich gewohnt hatte, dem Haus des Herrn Ettore Martini, berichtete mir, daß ihr Mann schlechte Laune bekam, wenn sie sagte, sie spürte nichts, so also äffte ich ihn von A bis Z nach.

Im Hause fehlte es mir an nichts, es wurde eingekauft wie bei Herrschaften. Pippo verfügte über alles, und er hatte viele Sorgen, denn er mußte sich darum kümmern, daß alle Aufträge erledigt wurden, er schrieb und schrieb, und oft fuhr er auch in der Gegend herum und holte neue Aufträge ein. Er war ein sehr guter Mensch mit einem sehr guten Herzen, nur hatte er etwas schwache Nerven und schimpfte oft, aber nur, weil er, wie gesagt, von zu vielen Sorgen gequält wurde. Carlotta war eine sehr schöne Frau mit weißem lockigem Haar, eine sehr aristokratische Gestalt, wie es in ganz Anghiari keine zweite gab. Sie arbeitete Tag und Nacht in der Strickerei und fertigte Hauben, Schals, Mützen an; was immer sie anfing, gelang ihr, außerdem mußte sie auch alle Einkäufe erledigen, und das war sehr viel.

Pippo war der sehr ehrwürdige Vater, der immer auf sie hörte. Nur wenn es um Geld ging, stellte er sich taub, sagte Carlotta. Pandaro war ein junger Mann mit einem sehr guten Charakter, nur war er ein wenig hochfahrend und ehrgeizig und verstand sich nicht mit

Probo, der sagte: er treibt sich den ganzen Tag in der Werkstatt herum und genießt sein Leben, er kann Geld ausgeben, so viel er will, während ich von morgens bis abends in der Druckerei arbeiten muß und überhaupt kein Geld habe – außer dem bißchen Taschengeld, das ihm die Mama für seine Zigarren gab. Am Sonntag bekam er auch von seinem Vater zwei oder drei Lire, je nach Finanzlage, doch die waren bei ihm schneller ausgegeben als bekommen: alles für Jagdgegenstände, Pulver, Patronen usw. . . . Ich blieb morgens zu Hause, kochte das Essen und erledigte die paar Hausarbeiten; nachmittags richtete ich mich sauber her und ging in die Werkstatt, um dort kleine Arbeiten zu verrichten; am Abend kehrte ich dann wieder in die Küche zurück und bereitete das Abendessen zu. Bei Tisch fühlte ich mich oft von meinem Schwiegervater unterdrückt; Probo fand nie ein freundliches Wort oder ein Kompliment für mich, und Pippo war recht schwierig mit dem Essen. Mal bereitete ich die Speisen zu fade zu, mal waren sie versalzen, mal zu weichgekocht, mal zu hart, dann wieder fluchte er, weil das Essen nicht genau in dem Augenblick fertig war, in dem er es wollte, also, er war wirklich schwer zufriedenzustellen. Aber er wandte sich nie an mich, sondern immer nur an Carlotta, die alles ungerührt über sich ergehen ließ, dabei wäre es mir lieber gewesen, sie hätte zu mir gesagt: das ist verkocht oder das ist noch nicht gar, das hast du gut zubereitet oder schlecht, oder es ist fade oder versalzen, so ganz im Vertrauen, wie es sein müßte, wenn alle harmonisch zusammenleben. Ich weiß nicht, ob sie mich so behandelt hat, weil ich immer ziemlich mürrisch war oder ob sie grundsätzlich dagegen gewesen war, daß ich ihren Sohn geheiratet hatte. Das hätte ich ihr noch nicht einmal verdenken können. Probo war ein schöner junger Mann mit einem goldnen Wesen; er war wohlhabend und hätte ohne weiteres in jedem Winkel eine Bessere gefunden als mich, die ich im Vergleich zu ihm eine Mißgeburt war. Ich gab mich nie zufrieden und schimpfte unentwegt mit Probo und sagte zu ihm: ich arbeite von morgens bis abends, und du vernachlässigst mich, und es ist kein Pfennig Geld da, daß man ohne viel Umstände und ohne immer jemanden fragen zu müssen sagen könnte, so, dies oder jenes wird jetzt gemacht; den ganzen Tag hört man hier nur Geschrei, mal weil Probo seine Arbeit im Stich gelassen hat und zur Jagd gegangen ist, mal wegen einem andern Arbeiter. Dieses ewige Gezeter gefiel mir gar nicht, und da ich noch jung war und keine Kinder hatte, sagte ich immer wieder zu ihm, paß auf, ich setz dir bald Hörner auf.

Und das müssen Sie doch zugeben, Herr Doktor: ich bin so ein Typ, auf den Männer fliegen, in den sie sich verlieben, nicht wahr? Blicken Sie mir heute abend einmal genau ins Gesicht und sagen Sie mir dann Ihre Meinung – falls Sie sich darüber nicht schon jetzt ein Urteil gebildet haben – , ob ich da etwas Übertriebenes behaupte. Wie gesagt, die ganze Woche über war ich zu Hause, und sonntags ging ich zu meiner Mutter in die Strada Nuova (das Haus, in dem ich mit Probo wohnte, stand im Borgo della Croce). Ich blieb dann ein wenig im Haus, danach ging ich mit meiner Freundin Marietta über die Felder, und gegen Abend bummelte ich zwei- oder dreimal über den Platz, dann kehrte ich nach Hause zurück, wo meine Schwiegermutter, obwohl sie ein Beinleiden hatte, schon beim Zubereiten des Abendessens war. Von ihr kann man wirklich sagen, daß sie sich von jung an hat aufopfern müssen, um die Familie zu versorgen, dem Ehemann als Sklavin zu dienen, der von etwas strenger Natur war, sie aber gleichzeitig auch anbetete (zumindest konnte man den Eindruck haben). Ja, ich glaube, er liebte sie, denn wenn sie einmal schlechter Laune war, so vermied er alles, was sie reizen konnte und war ganz Carlotta hier, Carlottina, Carlottaccia da, usw.

Im übrigen behüte uns Gott vor solchen Charakteren wie auch dem meinen, denn sie gleichen den Krokodilen, die ihre Jungen töten und dann Tränen darüber vergießen, wenn sich nichts mehr ändern läßt.

Ich führte eine Zeitlang ein eintöniges Leben. Dann kam mir der Gedanke, Probo auf den Musiklehrer, Herrn Vito Carlotti, eifersüchtig zu machen. Für ihn empfand ich eine wachsende Leidenschaft und wäre, hätte er mir einen Antrag gemacht, nahe daran gewesen, mich darauf einzulassen, Herr Doktor. Alle hatten dies bemerkt und lachten mich aus und zogen mich auf, geradeso, als hätte vor mir noch keine Frau auf der Welt so etwas getan. Dann bekam ich aber Gewissensbisse, und ich ließ mir von einer Frau namens Pellegrina aus Cortona, einer alten Jungfer, die bei Pippo zur Miete wohnte, ein Bild des Hl. Antonius geben, den ich andächtigst um Beistand bat, mich den Musiklehrer vergessen zu lassen, von dem ich jede Nacht träumte und den ich draußen spazierengehen sah; weinend, mit gefalteten Händen, küßte ich die Fotografie Probos wieder und wieder, hob die Augen gen Himmel und betete gepeinigten Herzens: warum nur, murmelte ich, warum habe ich das getan, wo ich doch nur dich liebe!

Wozu soll ich Ihnen das Geschichtchen meines Lebens weitererzählen, Herr Doktor? Ich sage Ihnen nur noch, daß Probos und mein Charakter nicht in Einklang kommen konnten: wir waren allzu verschieden; er allzu gut und ich allzu schlecht. Daher hat er mir auch zugefügt, was mir gebührte; ja, er läßt es mir sogar noch zu gut gehen, denn nach all dem, was ich ihm angetan habe, verdiente ich, in eine Grotte verbannt zu werden, wie einst die Heilige Margherita von Cortona, um für meine Sünden zu büßen, Hunger und Kälte zu erleiden, an einem weit von der menschlichen Gesellschaft entfernten Ort (in einer Grotte, so ist es überliefert, und als sie sie dann fanden, trugen sie ihre Gebeine durch die Stadt).

Das Leben ist ehrlich gesagt überhaupt nicht schön, aber trotzdem werde ich kämpfen und ergeben ertragen, was das Schicksal und Sie, Herr Doktor, mir bescheiden. Verfügen Sie ruhig über mich als Dienstmädchen, Kinderfrau, Köchin oder Spülmagd; denn Sie sind für mich ein Gott, und wenn Sie nur wollen, können Sie alles. Auch wenn Sie mich in alle Ewigkeit hier behalten, werde ich nicht lernen, wie ich mich verhalten und wie ich den andern begegnen soll. Ich habe keinen Charakter; bald kommt mir in den Sinn, für die andern zu beten, die noch mehr leiden als ich; bald wieder für mich selbst; bald bin ich gläubig, bald wieder nicht; es gibt Augenblicke, da möchte ich aus reiner Neugier in die Kirche gehen, dann wieder nicht. All diese Gedanken haben mich schon so verwirrt, daß ich alle Ärzte, Pflegerinnen usw. verärgere. Es wäre besser, Sie würden mir die Zwangsjacke anlegen und mich einsperren, daß ich mir den Kopf an den Wänden wundstoße, wie es anfangs einem jungen Mann aus meinem Dorf geschah, der den Spitznamen Maramucole trägt. Ich weiß nicht, ob ich gut oder schlecht daran getan habe, all diese

Schweinereien niederzuschreiben. Es gibt Augenblicke, da kommt es mir in den Sinn, mit meinen Haaren allerhand dummes Zeug zu treiben oder Steine und Papier entweder aus dem Abortfenster oder über die Dächer oder in den Graben zu werfen, in dem die Mäuse herumspazieren; oder auch über die Mauer. All diese Dinge mache ich mit Absicht und sage mir: mal sehen, was geschieht! Manchmal, da glaube ich, Garibaldi zu sein oder dessen Frau (was natürlich ein großer Unterschied ist), einmal halte ich mich für eine ganz unnütze Person, dann wieder meine ich, doch zu etwas gut zu sein, bald halte ich mich für eine große Persönlichkeit, bald wieder für ein Nichts; ich möchte kämpfen und bin doch so schlapp; ich möchte etwas unternehmen und bin doch so erschöpft, ich möchte auf alles und jeden pfeifen (aber ich werde nur ausgelacht), ich möchte gern lieben und kann es nicht, und wenn ich mich von den Männern, die hier drinnen als Gespenster oder Geister erscheinen, umarmen lasse, dann meine ich, sie zu küssen und zu umarmen wie einen Ehemann, einen Bruder, Verwandten oder Sohn, und das gibt mir ein wenig Befriedigung; aber gleichzeitig empfinde ich Scham, weil ich das Gefühl habe, tief gefallen zu sein und von niemandem mehr geachtet werden zu können, vor allem nicht von Probo. Alle Leute, die ich hier sehe, erinnern mich an jemanden (immer an Personen aus meinem Dorf); ich möchte . . . .

Meine ganzen Merkwürdigkeiten

Wie gesagt, ich wollte ihn betrügen; im übrigen hatte ich es Probo gestanden (aber das sind Dinge, die ein Ehemann nicht gern hört). Es wurde Herr Doktor Bartolomei gerufen, der mich untersuchen sollte, da

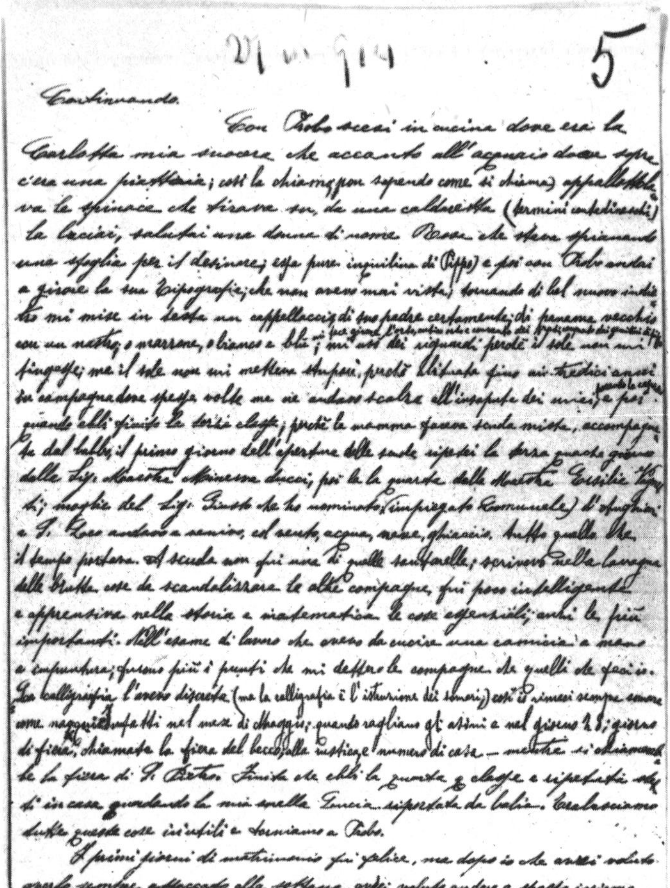

21 VI 914 5

Continuando.

Con Tobo scesi in cucina dove era la Carlotta mia suocera che accanto all'acquaio dove sopra c'era una piattaia; così la chiamo (non sapendo come si chiama) appallottolava le spinace che tirava su, da una calderetta (termini contadineschi) la lasciai, salutai una donna di nome Rosa che stava spianando una sfoglia per il desinare; essa pure inquilina di (Pippo) e poi con Tobo andai a girare la sua tipografia; che non avevo mai vista; tornando di bel nuovo indietro mi mise in testa un cappellaccio di suo padre certamente; di panama vecchio con un nastro o marrone, o bianco e blu; [illegible] mi usò dei riguardi perchè il sole non mi pigliasse; ma il sole non mi metteva stupori, perchè abituata fino ai tredici anni in campagna dove spesse volte me ne andavo scalza all'insaputa dei miei; e poi quando ebbi finito la terza classe; perchè la mamma faceva scuola mista, accompagnata dal babbo; il primo giorno dell'apertura delle scuole ripetei la terza qualche giorno dalla Sig. Maestra Minerva Lucci; poi la la quarta dalla Maestra Ersilia [illegible]; moglie del Sig. Giusto che ho nominato (impiegato Comunale) d'Anghiari e S. Leo andavo e venivo, col vento, acqua, neve, ghiaccio, tutto quello che il tempo portava. A scuola non fui una di quelle santarelle; scrivevo nella lavagna delle frutte cose da scandalizzare le altre compagne, fui poco intelligente e apprensiva nella storia e matematica le cose essenziali; anzi le più importanti. Nell'esame di lavoro che avevo da cucire una camicia a mano e impuntura; furono più i punti che mi dettero le compagne che quelli che feci io. La calligrafia l'avevo discreta (ma la calligrafia è l'istruzione dei somari) così io vincei sempre come [illegible] infatti nel mese di Maggio; quando ragliano gli asini e nel giorno 29; giorno di fiera, chiamata la fiera del becco, alla rustica numero di casa — mentre si chiamava la fiera di S. Pietro. Finita che ebbi la quarta classe e ripetuta stetti in casa guardando la mia sorella Lucia riportata da balia. Tralasciamo tutte queste cose inutili e torniamo a Tobo.

I primi giorni di matrimonio fui felice, ma dopo io che avrei voluto averlo sempre attaccato alla sottana, avrei voluto andare a spasso insieme ai [illegible] insieme; lui invece di carattere sincero ma tipo serio al mio pari, preferiva [illegible]

fatto così?

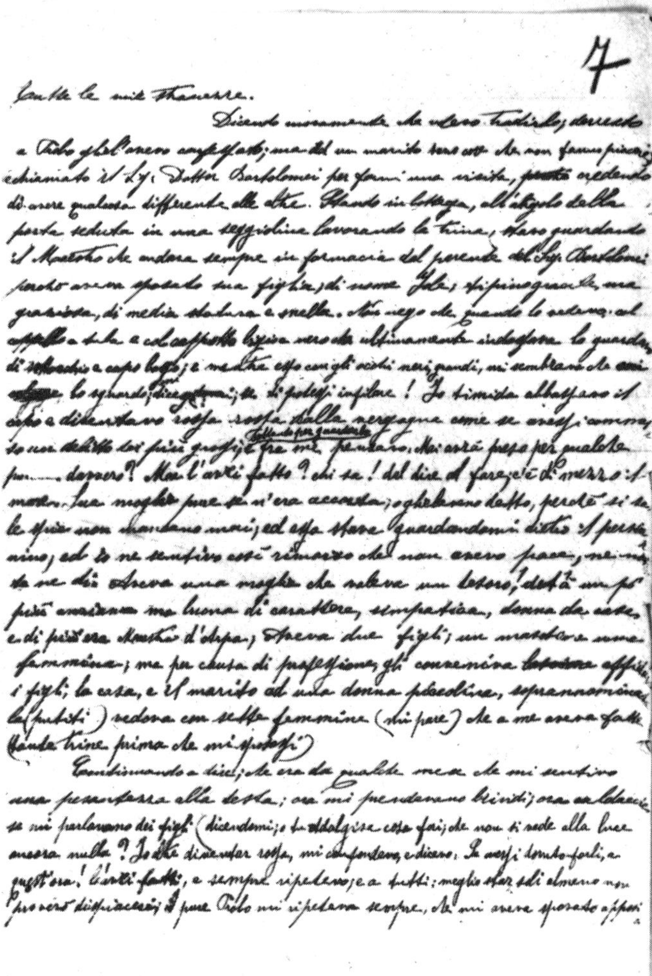

7

tutte le mie stranezze.

Dicendo nuovamente che volevo tradirlo; dovendo a Paolo glielo avevo confessato; ma lui un marito buono come lui che non farne più caso; chiamato il Sig. Dottor Bartolomei per farmi una visita, ~~[illegible]~~ credendo di avere qualcosa differente alle altre. Stando in bottega, all'angolo della porta seduta in una seggiolina lavorando le trine, stavo guardando il Mastro che andava sempre in formacia del parente del Sig. Bartolomei perchè aveva sposato sua figlia, di nome Jole; [illegible] ma graziosa, di media statura e snella. Non nego che quando lo vedevo col ~~[illegible]~~ a tuba e col cappotto [illegible] ultimamente indossava lo guardavo di sfuggita a capo basso; e mentre esso con gli occhi neri grandi, mi sembrava che ~~[illegible]~~ lo sguardo [illegible]; se si potessi infilare! Io timida abbassavo il capo e diventavo rossa rossa dalla vergogna come se avessi commesso un delitto dei più grossi; fra me, pensavo. Mi avrà preso per qualche [illegible] davvero? Ma l'avrei fatto? chi sa! dal dire al fare c'è di mezzo il mare. Sua moglie pure se n'era accorta; o glielo avevano detto, perchè si sa, le spie non mancano mai; ed essa stava guardandomi dietro il persianino; ed io ne sentivo così rimorso del non avere pace, ne [illegible] Aveva una moglie che valeva un tesoro, dotata un po' più anziana ma buona di carattere, simpatica, donna da casa, e di più era Maestra d'[illegible]; Aveva due figli; un maschio e una femmina; ma per causa di professione, gli conveniva ~~[illegible]~~ affidare i figli, la casa, e il marito ad una donna [illegible], soprannominata la [illegible]) vedova con sette femmine (mi pare) che a me aveva fatto tante trine prima che mi sposassi)

Continuando a dire; che era da qualche mese che mi sentivo una pesantezza alla testa; ora mi prendevano brividi; ora [illegible] se mi parlavano dei figli (dicendomi; o tu Adalgisa cosa fai; che non si vede alla luce ancora nulla? Io dovevo diventar rossa, mi confondevo, e dicevo: Se avessi dovuto farli, a quest'ora! l'avrei fatti; e sempre ripetevo; e a tutti: meglio star soli almeno non provo dispiaceri; e pure Paolo mi ripeteva sempre, che mi aveva sposato apposta

ich glaubte, nicht so zu sein, wie die andern. Ich saß in der Werkstatt hinter der Tür in einem kleinen Sessel und war mit Spitzenhäkeln beschäftigt, dabei beobachtete ich den Musiklehrer, der immer in die Apotheke des Verwandten von Herrn Bartolomei ging, denn er hatte dessen Tochter geheiratet, die Iole hieß; sie war ein zartes, reizvolles Geschöpf von mittelgroßer, schlanker Gestalt. Ich leugne es nicht, wenn ich ihn mit seinem Zylinder und dem grau-schwarzen Mantel, den er in letzter Zeit trug, daherkommen sah, so schielte ich mit gesenktem Kopf nach ihm; während er mir mit einem Blick aus seinen großen schwarzen Augen zu sagen schien: Mit dir würde ich es gern einmal machen! Vor Scham senkte ich den Kopf noch mehr und lief feuerrot an, als hätte ich schon dadurch, daß ich ihn angeblickt hatte, eines der größten Verbrechen begangen, und dachte bei mir: Hat er mich wirklich für eine H . . . gehalten? Aber hätte ich mich darauf eingelassen? Wer weiß, zwischen Denken und Tun liegt ein Ozean! Auch seine Frau hatte etwas bemerkt, oder jemand hatte es ihr gesagt, denn an Spionen fehlt es nie, und sie stand hinter dem Vorhang und beobachtete mich. Meine Gewissensbisse waren so groß, daß ich Tag und Nacht keine Ruhe mehr fand. Seine Frau war ein wahres Juwel! An Jahren etwas älter, war sie doch von angenehmem Wesen, sympathisch, Hausfrau und darüber hinaus Harfenspielerin. Sie hatte zwei Kinder, einen Jungen und ein Mädchen, aber aus Berufsgründen empfahl es sich für sie, Kinder, Haus und Mann einer kleinen Witwe mit sieben Töchtern (glaube ich) anzuvertrauen, die mir vor meiner Heirat sehr viele Spitzen gehäkelt hatte.

Doch um meine Geschichte weiterzuführen: seit einigen Monaten fühlte ich eine Schwere im Kopf; bald überfiel mich Schüttelfrost, bald ein großes Hitzegefühl; wenn man mich nur auf Kinder ansprach (sie sagten dann: o Adalgisa, was ist denn los, daß man noch immer nichts sieht?), lief ich nicht nur rot an, sondern wurde auch ganz verwirrt und antwortete: Wenn ich Kinder in die Welt setzen wollte, so hätte ich das inzwischen ja längst getan; außerdem sagte ich immer: Besser, man bleibt allein, dann erspart man sich manchen Kummer. Auch Probo hatte immer wieder versichert, mich gerade deshalb geheiratet zu haben, weil er bei mir sicher sein konnte, daß ich keine Kinder bekam. Und in der Tat konnte ich unmöglich welche bekommen, denn ich hatte mich nicht normal entwickelt wie die andern Frauen, bei mir gab es nur Andeutungen davon. Außerdem: Kinder im Haus der Schwiegereltern, das wäre nicht gut gegangen, ich hätte ja nicht einmal Zeit gehabt, um sie zu hüten; und dann hatte ich ja auch schon Kinder: ich hatte vier Katzen, die schon eine ziemlich große Plage waren, denn jeden Morgen, wenn ich herunterkam – die Schlafzimmer lagen oben –, mußte ich vor dem Frühstück zuerst einmal die Scheiße wegputzen (entschuldigen Sie meine grobe Ausdrucksweise).

Es war am Nachmittag gegen drei (oder war es neun?), als ich den Doktor vorübergehen sah und auf ihn zutrat, um ihm zu sagen, daß ich mich schlecht fühlte; er sagte zu mir, ich solle am nächsten Morgen im Bett bleiben, er käme gegen sieben vorbei (dabei war ich dick, hatte keine Sorgen, dafür großen Appetit). Als ich wieder in den Laden zurückgekehrt war, sagte eine etwas hinkende Frau namens Francesca, der die Metzgerei gegenüber gehörte, wortwörtlich zu mir: Bleiben Sie mit dem

Doktor allein in Ihrem Schlafzimmer, Sie werden sehen, er wird Sie kurieren. (Entschuldigen Sie, aber wenn Sie wirklich die Wahrheit wissen wollen, genau so war es.)

Am Morgen wartete ich im Bett auf den Arzt. Probo wollte mich allein lassen, aber ich bat ihn, zu bleiben, ich sagte, es sei eine Schande, mich allein zu lassen. Aber er brummte nur: Bin ich vielleicht krank? (so als wollte er damit sagen, was habe ich damit zu tun?) Pippo rief aus seinem Schlafzimmer, das nur durch eine Tapetenwand abgetrennt war, herüber, ich solle mich nicht so anstellen und ging türenknallend hinaus. Ich zog mich rasch an und lief ins Zimmer meiner Schwiegermutter und fragte sie: Hat Pippo geschimpft, weil ich nicht Doktor Busetti gerufen habe? (aber ich sagte das nur als Vorwand, denn ich hatte natürlich genau verstanden, worum es ging) und tat so, als wollte ich auf Carlottas Rat hören. Diese antwortete mit bebender Stimme ganz verwirrt, nein, nein, es ist nicht deshalb, außerdem weiß er gar nichts davon, du kennst ihn doch, mach dir nichts daraus. Wenig befriedigt ging ich hinunter, um auf den Besuch zu warten. Gegen acht, als ich gerade beim Bügeln war und allein, kam der Herr Bart. unvermittelt daher; er öffnete die Tür und begrüßte mich, während ich Pippo, der sich nur wenige Schritte von mir entfernt im Büro aufhielt, sagen hörte: Ganz gerissen, die Hure (Entschuldigen Sie!). Das traf mich sehr hart, und ich machte mir Gedanken darüber. Unterdessen wies mich der Doktor an, mich von der Taille an aufwärts auszuziehen. Ich zog mir das Hemd herunter, und indem er mir das Mieder hochschob, das ich noch am Leibe trug, horchte er mein Herz ab; und mit den Schläfen war er an meinen Lungen (wie tief ich mich dabei schämte, können Sie sich vorstellen). Es war zum erstenmal, daß ein Mann mich halbnackt sah! Verwirrt versuchte ich, mit einer Hand den Busen zu bedecken; aber der Doktor sagte: So bleib doch ruhig stehen, was glaubst du, wieviele Frauen ich schon gesehen habe (und ganz gewiß hatte er wie alle andern Ärzte schöne und häßliche gesehen). Kaum hatte er mich untersucht, sagte er, ich glaube, es handelt sich um Anämie, meiner Meinung nach brauchst du Spritzen, aber mach dir keine Gedanken, es wird schon nichts Ernstes sein, hoffe ich – und er verabschiedete sich und ging.

Tausend quälende Gedanken überfielen mich: gezeichnet fürs ganze Leben, ich betrachtete mich im Spiegel, ich war ganz blau im Gesicht; entsetzt glaubte ich, ich hätte die Schwindsucht oder eine unheilbare Krankheit, ich rief Probo, der bei der Arbeit war und bat ihn, sofort den Arzt zu fragen, was mit mir los war. Er schien mir unbesorgt um meine Gesundheit, herrschte mich grob an, bog mit geballter Faust den Unterarm zurück und sagte, was du brauchst, um geheilt zu werden, ist eben ein Mann – haben Sie verstanden? Nach einigen Tagen brachte er mir das Rezept und sagte, das Mittel müsse noch beschafft werden.

Es war September, und zu der Zeit gab es im Theater ein Varieté-Programm. Ein Verwandlungskünstler namens Marbis trat dort auf, es hieß, er sei ein Herr und von Beruf Arzt, in der Tat hatte er einen Mann bei sich, der sein Sekretär war, außerdem besaß er ein Auto, manche sagten auch, er würde von einem großen Herrn ausgehalten, aber man sah, daß er aus Leidenschaft als Verwandlungskünstler auftrat, und da er mit seiner Arbeit selbst Geld verdiente, brauchte er niemanden, der ihn aushielt. Ich ging an zwei Abenden hin und unterhielt mich ganz gut.

Nach einigen Tagen brachte er mir die Spritzen in einer kleinen Schachtel, es waren dreißig Stück. Am Morgen ging ich zur Lehrerin Isolina, der Frau des Bürgermeisters; während sie mir die Spritze gab, sah sie mich ein wenig spöttisch an und lächelte dabei; ich fragte mich, was tut die nur so geheimnisvoll? Wortlos kehrte ich heim und zerbrach mir den Kopf, was mit mir geschah: Was ist das für eine Geschichte? In Hemd und Unterhose blickte ich an mir hinab und sah da die Flüssigkeit aus der Ampulle. So hat sie sie mir also nicht eingespritzt, dachte ich. Ich war unausstehlich, nervös, mein Gesicht war immer aufgedunsen, ich weinte, ja, ich weinte zwanzig Tage lang. Ich hatte keine Lust mehr, auch nur das Geringste zu tun, denn in meinem Kopf stimmte es nicht mehr, ich war aus dem Gleichgewicht geraten. Auf Stirn und Schläfen drückte ich mir Lappen mit Essigwasser, den Kopf hielt ich in eisiges Wasser, ich nahm löffelweise Brom, das Doktor Galletti aus Cortona einer gewissen Pellegrini Fantacchiotti aus seinem Dorf zur Beruhigung ihrer Nerven verschrieben hatte, denn man hatte sie betrogen und sie war eine alte Jungfer geworden; heimlich hatte ich mir davon ein Fläschchen abgefüllt, in dem vorher Duftwasser gewesen war, und versteckte es hinten in der Kommode bei der Wäsche, und am Tag . . .

Weitere Fortsetzung

Ich trat nicht mehr ans Fenster der Druckerei, weil alle mich spöttisch ansahen, und das empfand ich als Schande. Nur spät abends guckte ich ein wenig hinaus, aber auch da verspotteten sie mich noch, sie hatten angefangen, mich zu verfolgen. Und wenn einer einmal verfolgt wird, das ist das Schlimmste. Ging ich ins Café, ich spreche jetzt von der letzten Zeit, so sahen mich alle an und begannen zu tuscheln. Ich erinnere mich noch gut, daß wir eines Abends mit meiner Schwiegermutter ins Café Italia gingen, ein neues Café mit zwei Türen, das einem Piero mit Spitznamen Hasenmaul gehörte, und bei dem eine Frau wohnte, die Gigia, die mir ehrlich gesagt nicht sympathisch war, sie war ein ziemlich grobschlächtiges Weib, das sich Rouge ins Gesicht schmierte, weil sie schon ältlich war. Wenn sie zu meiner Meisterin kam, um sich Kleider nähen zu lassen, so redete sie immer ordinär daher: Schauen Sie mal, Frau Rosa, wie knackig ich bin und was für einen schönen Hintern ich habe. Darum kann mich jedes junge Mädchen beneiden, meinen Sie nicht auch! Meine Meisterin, die einen anständigen Umgangston hatte, wunderte sich dann und erregte sich und sagte zu uns: was für ein Ferkel die ist; sie hat das und das gesagt, und dann erzählte sie uns die Geschichte, die ich oben berichtet habe. Sie war wirklich keine anständige Frau, sie hatte mehrere Söhne, die sie in der Landwirtschaft arbeiten ließ, und ich glaube drei Töchter, die in Sansepolcro in fromme Schulen gingen, eine war diplomierte Hebamme geworden, aber da sie lieber nach S. Piero wollte, auch der Mutter zuliebe, nahm sie dort im Krankenhaus eine Stelle an (als Krankenschwester).

Noch weitere Fortsetzung

Wie gesagt wir gingen also ins Café, um einen gewissen Plinio zu treffen, den Sohn der Assunta, die ebenfalls hier lebt und die Sie, Herr Doktor, gewiß gut kennen. Wir saßen draußen im Freien an einem kleinen viereckigen Tisch, während die Teresa, seine Schwester

(Schwester von Plinio) uns bediente: der eine nahm Punsch, der andere Schokolade oder weißen Punsch mit viel Rum und Zitrone wie mein Schwiegervater. Ich habe vergessen zu sagen, daß sich mehrere Personen um den Tisch versammelt hatten, darunter Carlotta und Pippo, die ich schon nannte, Rosa Dragoni und ihr Mann, der Zahnarzt Antonio, der Frisör mit seiner Frau Mima, die Hebamme war, der Bruder von Attilio, ein Neffe der Rosa namens Remo Magrini, der Architektur studierte, seine Mutter war an Schwindsucht gestorben, vor Kummer über ihren Mann hieß es. Sein Vater hieß Alfonso Magrini und hatte es als junger Mann wild getrieben. Die Rosa, meine Meisterin, schüttete mir und andern oft ihr Herz darüber aus und sagte: Wenn du wüßtest, was der meiner Schwester alles angetan hat! Jetzt hat er sich gebessert, außerdem ist er schon alt. Dennoch heißt es, daß er mit einer gewissen Berta geht, die ebenfalls Witwe ist und nur ein Auge hat (früher war sie Dienstmädchen im Hause Palombini). Aber als er jung war! Drei Frauen hat er geschwängert! Eine gewisse Giuseppa di Ciucciolo, dann die Frau des „Bischofs" und die Gastwirtin (ich bin wirklich sehr indiskret, so über Leute zu reden, die mich nichts angehen sollten, und ich dürfte mich da nicht einmischen, aber dies sind alles Dinge, die mir jetzt in den Sinn kommen, weil mich diese Pflegerinnen hier irgendwie daran erinnern, aber warum nur? Fast möchte ich meinen, sie wissen mehr über mein Dorf als ich). Wieder und wieder muß ich Ihnen sagen, Herr Doktor, daß ich überhaupt nichts mehr verstehe; weil ich nur ein so kleines Gehirn habe, weiß ich nicht mehr, in welcher Welt ich lebe. Ob ich in Arezzo, Rom oder Florenz bin, ob dies das Paradies ist, das nicht für mich bestimmt ist, ob man mich ins Gefängnis bringen wird, zur Folter, unter die Guillotine, dann wieder kommt mir in den Sinn zu fliehen. Was für ein Durcheinander, wenn ich so weitermache, bringe ich meine Geschichte nie zu Ende.

Es war auch ein ganz hübsches Mädchen dabei (Giuseppa Fancelli), ein fröhliches, lustiges Ding, und Probo saß auf einer Bank und beobachtete mich streng, denn er hatte genau wie alle andern bemerkt, daß ich vor leidenschaftlicher Liebe schon ganz verrückt geworden war. Nach einer Weile ließ Carlotta den Schlüssel zur Küche auf den Boden fallen, aber ich bemerkte es nicht. Als wir dann nach Hause gingen und schon vor der Haustür standen, sagte Carlotta, ich habe den Schlüssel verloren, geh doch zurück ins Café und schau nach, ob ich ihn dort habe fallen lassen. Ich ging also zurück und fand den Schlüssel genau da, wo sie gesessen hatte. Probo rührte sich nicht, und ich machte mich von neuem auf den Heimweg, ganz allein und (wie immer) mit trotzigem Gesicht. An der Ecke des Platzes traf ich vor einem Geschäft, dem neuen Geschäft der Giuseppina, die früher einmal in der Druckerei von Pippo gearbeitet hatte, einen verheirateten Mann (Arbeiter bei Herrn Pietro Bartolomei, der mit Stromkabeln zu tun hatte), man nannte ihn Goldauge, und früher hat er einmal bei Herrn Margherini in S. Giovanni Valdarno gearbeitet. Ich ging allein zu Bett (genau wie Carlotta), und nach kurzem schlief ich ein, ohne gebetet und mich bekreuzigt zu haben. Ich schwöre Ihnen, Herr Doktor, daß ich von klein auf nie gebetet habe, wenn ich zu Bett ging oder vor dem Aufstehen; als junges Mädchen jedoch betete ich in der Kirche mit Andacht und sagte meine Gebete (lieber Gott, hilf mir, daß ich glücklich werde und immer gesund bleibe) mit wahrer Begeisterung. Sie werden nicht erhört worden sein (weil ich es nicht verdiene), andererseits: wie viele Leute gingen wohl in die Kirche, die noch durchtriebener waren als ich und noch schlechtere Taten vollbracht haben, meinen Sie nicht auch – aber lassen wir das!

An einem der letzten Tage, nachdem ich rund vierzig Spritzen bekommen hatte, nahm ich das Heiligenbild, das ich um Gnade angefleht hatte (den Hl. Antonius von Padua) und stellte es auf das Nachtkästchen, dann holte ich Nachtleuchten, ging in den Garten und pflückte sehr viele Blumen, die stellte ich in kleine Vasen und verteilte sie auf die Waschkommode und auf den Boden; Nelken, grüne Blätter, Veilchen, ich hatte die schönsten gepflückt, die ich hatte finden können, dann machte ich mir ein Vergnügen daraus, sie in den Nationalfarben nebeneinanderzulegen, ich nahm einen Kalender, ein seidnes Tüchlein (auf dem stand: es lebe das italienische Tripolis – Erinnerung an einen Tanzabend im Zirkel). Ich schloß die Fenster, nahm einen Stuhl und begann zu beten; ich glaubte, eine Heilige geworden zu sein. Probo schlief noch; ich näherte mich dem Bett; ich küsste ihn wieder und wieder; er rührte sich nicht. In diesem Zimmerchen, wo es so still war, ging ich in Gedanken versunken umher, kramte, ordnete allerhand; ich erinnere mich noch, daß ich auf den himmelblau-weißen Leuchter aus Email auf Probos Nachtkästchen meine und seine Fotografie legte, daneben ein Horn aus Rosenkoralle, das einst seine Schwester seiner Mutter geschenkt hatte, die es mir weitergab. Auf der Kommode . . .

(Hier bricht Adalgisa Contis Autobiographie ab. Sie hat nie mehr ein Wort geschrieben – soweit dies zumindest aus ihrer Krankenkartei zu schließen ist. Ihre letzten Vorbereitungen zum Selbstmord sind in der „Krankengeschichte" geschildert, die Dr. Viviani, ihr damaliger Arzt in der Psychiatrischen Heilanstalt von Arezzo, zusammengestellt hat, vgl. S. 51)

Chronologie des Anstaltsaufenthalts Adalgisas, rekonstruiert aus der Krankenkartei (1913-1977)*

Adalgisas Geschichte läßt sich auf verschiedene Weise rekonstruieren. Beginnen wir hier mit ihrer „Krankengeschichte", nämlich der Kartei, die vom Arzt (vermutlich Dr. Viviani) bei ihrer Einlieferung in die psychiatrische Heilanstalt angelegt worden ist.

„26 Jahre alt, Vater Trinker, der infolge des Irrtums eines Apothekers an Vergiftung starb, Mutter lebt, ist gesund. Sie hatte 17 Geschwister, wovon aber nur noch 7 leben: sie ist die Zweitgeborene. Die fünf Brüder und drei Schwestern leiden unter keiner Nervenkrankheit. Die Mutter hatte drei Fehlgeburten, 5 Geschwister starben im Kleinkindalter. Patientin erlitt mit 12 Jahren eine Blutung aus dem Mund, die als vikariierende Menstruation interpretiert worden ist, sowie eine erhebliche Darmblutung. Empfindsames, leicht beeindruckbares Wesen: sie ist Nichte der Rosa Conti, geb. Corsi, die sich ebenfalls in der Anstalt befindet. Hat ihr Verhältnis mit dem Ehemann, den sie als Vierundzwanzigjährige heiratete, mit 16 begonnen. War von Anfang an sehr eifersüchtig und dem Ehemann sehr zugetan. Von jung auf anämisch: Menstruation unregelmäßig und sehr schwach. Seit drei Monaten leidet sie an Kopfschmerzen, Schlaflosigkeit, Melancholie, zeigt Anzeichen von Verfolgungswahn (sie fürchtete sich, das Haus zu verlassen, weil angeblich alle

* zusammengestellt von Luciano Della Mea

sie auslachten und sie schief ansahen). Häufig Weinkrämpfe. Als der Ehemann vor drei Tagen abends von der Jagd heimkehrte, befand sie sich bei seiner Schwiegermutter, die sie zu sich nach Hause genommen hatte, da sie Anzeichen von geistiger Verwirrung gezeigt und von einem Selbstmordversuch gesprochen hatte. Der Ehemann hatte am Morgen vor dem Weggehen bemerkt, daß sie auf dem Nachttisch einen Hl. Antonius und davor zahlreiche brennende Kerzen aufgestellt hatte: nachdem der Ehemann weggegangen war, kaufte sie in verschiedenen Geschäften Nachtleuchten, die sie in Gefäße stellte, im ganzen Zimmer verteilte und anzündete. Dann füllte sie alle verfügbaren Vasen mit Blumen. Sie rückte einen Stuhl vor das Schränkchen, vielleicht, um zu beten. Sie schloß sich über eine Stunde im Zimmer ein. Als man sie zu ihrer Mutter brachte, äußerte sie Selbstmordabsichten; *sie sei unglücklich darüber, nicht mehr die Frau ihres Mannes zu sein, aber sie sei ja keine Frau oder zumindest keine richtige wie die anderen.* Dann wurde sie nach Arezzo gebracht: auch als ich sie untersuchte, äußerte sie ihre Überzeugung, keine vollwertige Frau, sondern verflucht, zum Untergang verurteilt zu sein; sie sagte, daß sie für große Sünden büßen müsse und keine Kinder bekommen könne, weil sie nie menstruiert habe, daß sie beim Koitus mit dem Ehemann nichts fühle, aber – obwohl die Religion dies verbiete – onaniere, um sich sexuell zu befriedigen usw., sie liebe ihren Mann, aber sie glaube, daß sie ihn sexuell nicht befriedigen könne, da sie keine normal entwickelte Frau sei, weil sie schon von klein auf der Onanie verfallen sei, der Ehemann habe auch schon eine andere geheiratet. Sie hat sich der Einlieferung in die Heilanstalt nicht widersetzt. Unterwegs hat sie versucht, sich unter den Zug zu werfen, im Hotel wollte sie sich aus dem Fenster stürzen." *(unleserliche Unterschrift, vermutlich Viviani)*

„27. August 1915. Der zum Kriegsdienst eingezogene Ehemann beantragt die versuchsweise Entlassung, nachdem er sie beim letzten Besuch in besserer Verfassung angetroffen hatte. Der Antrag war in einem Eilbrief des Vaters an Herrn Conti, Telegrafenbeamter in Arezzo, gestellt worden; Antwort ebenfalls durch Eilboten: daß das Befinden Adalgisa Contis sich seit dem letzten Besuch des Mannes erheblich verschlechtert hat und sie sich wieder in derselben Verfassung befindet wie am Anfang, so daß sie sogar wieder in die Unruhigenabteilung zurückverlegt werden mußte, wo sie sich vor kurzem splitternackt und erregt schreiend ... *(unleserlich)*. Es kann daher von Entlassung keine Rede sein." *(dieselbe Unterschrift)*

In der Krankenkartei folgt nun ein erster, nicht datierter Brief Adalgisa Contis, den sie sehr wahrscheinlich in ihrer frühesten Krankheitsperiode geschrieben hat:

„Sehr geehrter, liebster Herr Doktor. Heute morgen habe ich schon einmal angefangen zu schreiben, aber dann ergriff mich einen Augenblick lang nervöse Erregung, und ich habe alles wieder zerrissen. Jetzt habe ich wieder Lust bekommen, damit von vorn zu beginnen. Ich bin etwas unbeständig veranlagt und ziemlich *unanständig*. Ich drehe mich wie ein Fähnchen auf der Kirchturmspitze oder auf einem Leuchtturm nach dem Wind, der gerade weht. Aber Sie sind so gütig und werden mir verzeihen, daß ich Sie mit der Frage belästige, ob Sie mir meine Bitte auf irgendeine Weise gewähren können. Wenn mein Leben nämlich nur noch aus Kummer und Leid bestehen soll, so möchte ich, *obwohl noch jung an Jahren*, lieber sterben, als weitermachen. Sie, der Sie alles können: Ihnen vertraue ich mein Schicksal an. Lassen Sie mich entweder nach Hause gehen oder aber arbeiten, denn glauben Sie mir, das wäre für mich kein Opfer. Noch einmal, ich begebe mich ganz in Ihre Hände, töten Sie mich oder machen Sie mich glücklich. Ich fühle mich von Ihnen angezogen, auch von Nenci und Aretoni *(?)*, so als könnte ich ein sorgloses Leben führen. Eine anständige Frau verhält sich nicht wie ich, die ich mir ehrlich gesagt wie eine

Prostituierte vorkomme, oder wie eine Ausgehaltene, was dasselbe ist, dabei weiß ich nicht, von wem und zu welchem Zweck. Ich möchte gern aufrichtig sein und kann es nicht, ich spüre ein Verlangen, zu umarmen, zu küssen, und ich schäme mich, wie ein kleines Mädchen, das vom Weg des Heils abgekommen ist. Es ist eine Schande, daß ich mit 27 Jahren die *Unschuldige spiele, die ich nie gewesen bin,* aber wenn sie mich noch länger einsperren, drehe ich durch und kann nie mehr gesund werden. Was soll ich dem noch hinzufügen? Wenn Gebete helfen könnten, würde ich gern von morgens bis abends beten; aber leider ist alles, was ich unternehme, ganz nutzlos. Ich grüße Sie und drücke Ihnen fest die Hand."

Am 5. März 1914 schreibt der Direktor der Psychiatrischen Heilanstalt an den Gerichtspräsidenten von Arezzo:

„Die Insassin Conti, Adalgisa hat in der Vergangenheit stark deliriert und eine ausgeprägte Neigung zu Selbstmordabsichten gezeigt. Seit einiger Zeit jedoch äußert sie keine solchen Gedanken mehr, wiewohl der Verdacht besteht, daß sie latent noch dafür anfällig ist und es ihr nur gelingt, sich zu verstellen. Sie wirkt vollkommen klar, hält sich sauber und ordentlich und bietet sich mit Eifer für die Hausarbeiten an, die sie geschickt und pünktlich erledigt. Nachdem die Dinge so stehen, und die Insassin den heftigen Wunsch hat, zu ihrer Familie zurückzukehren, so daß dessen Erfüllung erheblich zu ihrer seelischen Gesundung beitragen könnte, und nachdem andererseits der antragstellende Ehemann über die obengenannte Gefahr eines verdeckt oder latent weiterbestehenden Deliriums unterrichtet ist, er also eine eventuelle Verschlechterung ihres Zustandes sofort bemerken und entsprechende Maßnahmen einleiten könnte, er auch die formelle Verpflichtung übernommen hat, die Kranke ständig zu überwachen, scheinen uns keine ausreichenden Gründe mehr gegeben, uns dem Antrag Herrn Palombinis zu widersetzen, die häusliche Pflege zu versuchen."

Es fehlt ein Hinweis darauf, ob dieses Experiment durchgeführt worden ist. Aus dem gleichen Monat und Jahr stammen zwei Briefe Adalgisas an Dr. Viviani:

„Sehr geehrter Herr Doktor, ich hatte versprochen, Ihnen mein ganzes Leben aufzuschreiben, aber allzu viele Gedanken strömen auf meinen Kopf und mein Herz ein, auch habe ich von klein auf Gefühle, die sich von denen der anderen unterscheiden. Aus der Eifersucht haben sich bei mir jene guten Gefühle entwickelt, die eine brave Hausfrau haben muß. Es ist alles so verfilzt, daß ich die Fäden nicht mehr entwirren kann; ich fühle mich all den Personen hier innen so verbunden, daß mich das von Tag zu Tag noch mehr verwirrt und ich auch beim Schreiben nicht weiß, was ich sagen soll. Ich bin wie verhext, so wie ich damals in San Leo von einer Schlange verhext war, und dann gibt es da so viele schmachvolle Dinge, die zu erklären und zu entwirren ich einfach nicht den Mut habe. Doch ist mein ganzes Leben so damit verstrickt, Herr Doktor, daß Sie mit mir machen können, was Sie wollen, Gedankenübertragung würde ich das nennen, so als müßte ich einem höheren Befehl gehorchen, den das Herz fühlt, aber aus Schamgefühl nicht offen bekennen kann. Mehr möchte ich nicht sagen, um Ihnen nicht zur Last zu fallen. Das Fräulein neben meinem Bett, das mir vormachen will, es sei eine befreundete Person – Gisella, Probo, eine Schwester Pandaro – erregt schon mein Mitleid. Ich bitte Sie also noch einmal, mich entweder von hier wegzubringen oder mich zufrieden zu machen wie die andern. Mit den herzlichsten Grüßen, *Adalgisa.*"

Der zweite (oder erste?) Brief:

„Sehr geehrter Herr Doktor Viviani, gequälten Herzens wende ich mich an Sie und erbitte von Ihnen eine große Gunst, nämlich die, einige Tage von hier fort gebracht zu werden. Die Damen hier drinnen haben einen sehr viel besseren Charakter als ich, die ich mich hier so sehr unglücklich fühle, und daher für mich und die andern unerträglich bin. Die

Leidenschaft, die ich in meinem Herzen fühle, wenn Sie in meiner Nähe sind, läßt mich schöne und böse Träume träumen. Sie, den ich für einen sehr guten und würdigen Menschen halte, obwohl ich Ihretwegen das Haupt senken muß, bitte ich, mich einige Tage von den andern zu trennen, damit ich von diesen merkwürdigen Dingen befreit werde. Auf die Knie würde ich vor Ihnen fallen, wenn Sie mir nur für ein paar Tage ein Zimmerchen gäben, wo ich diesen Lärm nicht hören muß und von diesen merkwürdigen Dingen befreit werde. Ich möchte mich nicht als Dame aufspielen, sondern arbeiten, um mich zu zerstreuen, nähen, häkeln, Strümpfe stricken. Und was das Essen betrifft, ist mir alles recht, was Sie mir vorschreiben. Wenn Sie wünschen, daß ich Ihnen mein ganzes Leben von Kindheit an niederschreibe, stehe ich zu Diensten, wenngleich ich sicher bin, daß Sie ohnehin alles wissen; aber wenn Sie wirklich wollen, daß ich alles zu Papier bringe, woran ich mich erinnere, so verspreche ich Ihnen, aufrichtig zu sein. In der Hoffnung, daß Sie meinen Wünschen entgegenkommen und mir verzeihen werden, verbleibe ich als Ihre sehr ergebene Dienerin, *Adalgisa.*"

Aus einem amtlichen Schreiben des Bürgermeisters von Anghiari an den Direktor der Psychiatrischen Heilanstalt von Arezzo geht hervor, daß die Familie Adalgisa Contis „Vorbereitungen trifft, sie aus der Heilanstalt nach Hause zu holen."

Und am 19. März 1914 (?) schreibt Adalgisa folgenden Brief an den „liebsten Probo und Pippo" *(Wobei Pippo der Abkürzungsname von Filippo, Probos Vater, ist):*

„Entschuldigen Sie, daß ich Ihnen seit dem Tag, an dem Sie mich hier besuchten, nicht geschrieben habe, aber ich sehe ja sehr wohl, daß alles dafür getan wird, mich hier eingeschlossen zu halten und niemand dafür sorgt, daß ich hier herauskomme, worum ich Sie inständig bitte – wenn wenigstens Sie als liebevoller Vater und sehr einflußreicher, mit der halben Welt bekannter Mann, die Güte haben könnten, mir diese Gunst zu erweisen. Es stimmt, daß ich, solange ich in Ihrem Haus lebte, sehr mürrisch, unhöflich und faul war, und dies ist wahrscheinlich auch der Grund, weshalb man mich vergessen hat. An wen soll ich mich aber wenden? Ist es vielleicht mein Schicksal, von Probo getrennt zu sein? Den wirklichen Grund kann ich mir nicht erklären; soll ich die einzige sein, vor der die Wahrheit geheimgehalten wird? Ich zerbreche mir pausenlos den Kopf, um auf den wahren Grund zu kommen, aber ich suche ganz vergebens danach, ich verbringe die Stunden, die Tage, die Monate in ständigem Hoffen! Ich sehe, wie die andern lachen und scherzen, soll ich mein Leben hier drinnen allein, ohne die Zuneigung eines lieben Menschen verbringen? Wenn ich manchmal mit diesen Damen spazierengehe, betrachte ich die endlose Ausdehnung der Heilanstalt, es heißt, von ferne wirke sie wie eine der größten Städte Italiens; sie ist herrlich gelegen, aber ich fühle mich ständig wie benommen. Meine körperlichen Kräfte nehmen ab, aber mein eigentliches Übel schreibe ich der unmoralischsten und schändlichsten Sache zu. Es würde mich beruhigen, könnte ich die Wahrheit über den Punkt erfahren, zu dem ich Sie befragt habe. Verbergen Sie das Geheimnis nicht vor mir, unter dem ich so sehr leide; denn ich erinnere mich gut, daß ich in den letzten Tagen bei Tisch alle weinen sah, und besonders Probo, der auch ganze Nächte hindurch weinte. War es vielleicht jene Leidenschaft, die ich für den Herrn Lehrer Carlotti empfand? Jener durchdringende Blick, der mir den Kopf verdreht hatte? Ich, ich selbst war die Unglückselige, die alles Gras der Wiesen niedermähte; und die kostbaren Dinge. Wenn dem so ist, so haben Sie tausend Gründe, mir niemals mehr zu vergeben und mich furchtbare Schmerzen leiden zu lassen, ja mein Leben zu beenden. Aber hoffen wir das Beste; das heißt, ich wünsche mir von ganzem Herzen, daß dies nur böse Träume sind. Wie geht es Carlotta mit ihrem Bein?

Grüßen Sie alle, die sich noch an mich erinnern, und wenn ich Ihrer nicht würdig bin, so sagen Sie, daß Sie mich in Ihrem Haus nicht mehr wollen; dann werde ich mich leichter in mein Schicksal fügen und das Kreuz aufnehmen, das ein Gott mir als Strafe auferlegt hat. Mehr habe ich in diesem Augenblick nicht zu sagen. Verzeihen Sie mir und haben Sie Mitleid mit mir. Ich grüße Sie von Herzen und küsse Sie, Ihre *Tochter Adalgisa*. Antworten Sie mir bald."

Danach schreibt Adalgisa Conti dann für ihren Arzt, vermutlich Dr. Viviani, unter dem Titel: „Dies ist mein Leben" *ihre Autobiographie. Diese letzte schriftliche Äußerung Adalgisas wird am 25. März 1914 registriert. Danach gibt es kein einziges Schriftstück von ihrer Hand mehr, gerade so, als habe sie sich selbst begraben.*

Am 28. Juli 1914 schreibt Probo Palombini, der Ehemann Adalgisas, an den Direktor: „Von Personen, die mit Ihnen und Dr. Viviani gesprochen haben, erfuhr ich, daß es Adalgisa seit mehreren Tagen ganz gut geht und daß sich auch ihr Allgemeinzustand gebessert hat. Ich erlaube mir daher, mich mit der Bitte an Sie zu wenden, mir die Nachricht zu bestätigen und mir freundlicherweise Genaueres mitzuteilen. Ich würde sie auch gern besuchen, weiß aber nicht, welche Wirkung mein Besuch auf sie haben könnte. Verzeihen Sie die Mühe, die ich Ihnen mache. In der Hoffnung, baldigst von Ihnen zu hören, danke ich Ihnen im voraus . . .

P.S.: Wenn Sie in die Abteilung Adalgisas kommen und diese sich, wie ich hoffe, in guter Verfassung befindet, so bitte ich Sie, sie von mir zu grüßen. Danke"

Am unteren Rand des Briefes hat der Arzt vermerkt: „Am 29. Juli 1914 beantwortet: Zustand etwas gebessert, aber nicht so weit, daß . . . (unleserlich). Kommen Sie später, nicht jetzt."

Am 14. Dezember 1915 (also fast anderthalb Jahre später) schreibt der Vater Probos, der Drucker, Buchbinder und Buchhändler Filippo Palombini, an Prof. Nucci und bittet um ein Gutachten, das dem Sohn, der als Funker an der Front ist, ermöglicht, zwei Wochen Urlaub zu beantragen. Dieses Gutachten soll „die Herzen erschüttern, damit es Probo mit seiner Hilfe gelingt, die zwei Wochen Urlaub zu bekommen, um seine Familie und Adalgisa wiederzusehen."

Es soll, auch auf Anraten eines gewissen Abgeordneten Patrizi, darin stehen, daß „Adalgisa immer nach ihrem Probo verlangt . . . auch wenn das nicht stimmt, wenn man damit aber diesen armen Jungen, der schon zwei Monate im Schützengraben liegt und drei- oder viermal nur um Haaresbreite davongekommen ist, für zwei Wochen nach Hause holen kann, so tut man damit ein gutes Werk."

Am 11. Mai 1916 schreibt dann Adalgisas Schwiegermutter an Prof. Nucci zum einen, weil ihr Sohn Probo Nachrichten über den Gesundheitszustand seiner Frau wünscht und zum andern, weil er wieder Heimaturlaub beantragen möchte, was mit Hilfe eines Gutachtens des Professors leicht ginge, wenn dieses „einige mitleiderregende Sätze" *enthielte.*

Am 6. Juni schreibt dann Probo Palombini „nach einem zehntägigen Urlaub, den ich ganz in Anghiari verbrachte, wieder in das Kriegsgebiet zurückgekehrt", *selbst an Prof. Nucci, um ihm für seine Unterstützung zu danken und ihm mitzuteilen:* „Während meines Aufenthaltes in Anghiari hatte ich den großen Wunsch, meine Frau zu besuchen und bei dieser Gelegenheit Ihnen meinen Dank persönlich auszudrücken, aber ich tat es nicht, weil meine Schwiegermutter und mein Schwager, die sie erst vor kurzem gesehen und in einem bemitleidenswert schlechten Zustand angetroffen hatten, mir davon abrieten. Hoffen wir also das Beste! Aber ich fürchte, nun zu begreifen, welches ihr Schicksal sein wird und welches das meine!"

Am 20. Dezember 1917 schreibt wiederum der Vater

Probos an den Direktor der Psychiatrischen Heilanstalt und bittet um eine Bestätigung, aus der das Einlieferungsdatum Adalgisas „und der ernste Zustand, in dem sie sich gegenwärtig befindet," *deutlich werden: sie soll für* „militärische Zwecke" *dienen und mit dem Stempel der Heilanstalt versehen sein.*

Am 12. April 1920 beantragt Probo Palombini beim Gerichtspräsidenten von Arezzo eine Bescheinigung aus der hervorgeht, das Adalgisa Conti, „Insassin der Provinzheilanstalt von Arezzo wegen Dementia Praecox von den Ärzten als unheilbar angesehen wird". *Diese Bescheinigung soll ihm* „zur Regelung familiärer Angelegenheiten" *dienen. Aus einer Fußnote ist ersichtlich, daß diese Bescheinigung entsprechend der Verordnung über psychiatrische Heilanstalten und Geisteskranke ausgestellt worden ist.*

Am 25. August 1922 wurde folgender Befund in die Kartei eingetragen, vermutlich von Dr. Viviani: „Am 23. d.M. hat die Conti bei einem Streit mit einer anderen Kranken, M.R., deren Hand in den Mund genommen, sie gebissen und ihr mehrere Biß- und Quetschwunden an den Fingern beigebracht. Es ist unmöglich, M.R. zu verbinden, da sie sich alle Binden mit den Zähnen herunterreißt. Gefahr einer Phlegmone an der Hand."

Aus einem Bescheid der Provinzverwaltung von Arezzo vom 18. November 1922 geht hervor, daß die wirtschaftlichen Verhältnisse „Probo Palombini ab 1. Januar 1923 einen höheren Monatsbeitrag als 15 Lire nicht mehr erlauben." *Diese Beitragshöhe wird dann von der Verwaltung bestätigt und schon ab 1. November 1922 festgesetzt.*

Nachdem es Probo Palombini nicht gelungen ist, vom Direktor der Psychiatrischen Heilanstalt eine Bescheinigung über die Unheilbarkeit seiner Ehefrau zu erhalten, verlangt er am 18. Oktober 1923 aus nicht genannten Gründen wenigstens die Bescheinigung ihres Leidens mit genauer Angabe der Krankheit. Am 21. Oktober stellt er einen gleichlauten-

den Antrag beim Staatsanwalt von Arezzo, wird jedoch an den Gerichtspräsidenten verwiesen, an den er sich am 27. wendet und dabei erläutert, daß er die gewünschte Bescheinigung „zu privatem Gebrauch und zwar zur Regelung familiärer Angelegenheiten" *braucht; und so erhält er sie auch.*

Von nun an gibt es keine weiteren Dokumente bis zum 1. September 1942; damals fragt das Amtsgericht von Sansepolcro bei der Direktion der Provinzheilanstalt von Arezzo an, „seit wann Conti, Adalgisa in der Heilanstalt ist und in welcher geistigen Verfassung sie sich befindet." *Insbesondere wird Auskunft darüber verlangt,* „ob sie fähig ist, ihren Willen hinsichtlich eines Gesuches ihres Ehemanns um Adoption seiner außerehelichen Kinder zu äußern."

Darauf antwortet Direktor Pieraccini am 2. September folgendes: „Conti, Adalgisa, Tochter des verstorbenen Assunto, befindet sich seit dem 17. November 1913 bis heute in der Heilanstalt. Der Geisteszustand der Kranken ist schlechter denn je. Sie ist gewöhnlich unordentlich, unreinlich, zerfetzt ihre Kleider. Körperlich geht es ihr gut. Gelegentlich tritt eine Besserung ein, und während solcher Perioden kann sie zu Hilfsarbeiten herangezogen werden. Mit Sicherheit ist sie jedoch nicht in der Lage, bewußt Entscheidungen zu treffen und ihren Willen in Fragen wie der von Ihnen aufgeworfenen zu äußern."

Am 4. Oktober 1944 schreibt der Direktor der Heilanstalt, Pieraccini, an die Provinzverwaltung von Arezzo: „Ich teile Ihnen mit, aus zuverlässiger, wenn auch nicht offizieller Quelle erfahren zu haben, daß Palombini Paolo, Sohn des verstorbenen Filippo, Insasse der Provinzheilanstalt von Siena, dortselbst verstorben ist, ohne ein Testament zu hinterlassen. Die rechtmäßigen Erben sind Conti, Adalgisa und der Bruder Palombini, Vandalo. Es soll sich um ein ansehnliches Erbe handeln. Dies zu Ihrer Kenntnisnahme."

Dies ist allerdings, wie aus dem in diesem Buch (S. 75) abgedruckten Interview mit dem früheren Bürgermeister von

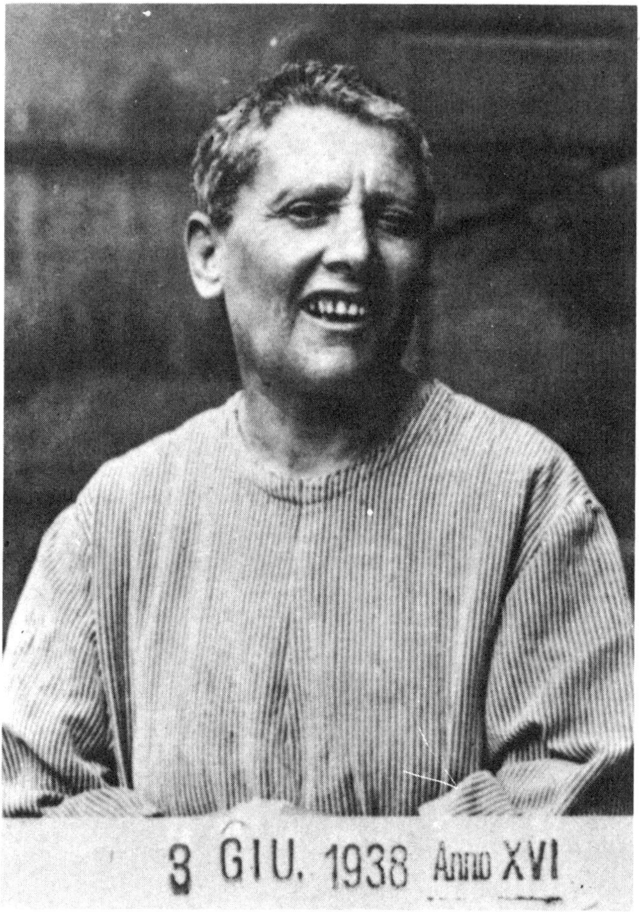
3 GIU. 1938 Anno XVI

Anghiari hervorgeht, eine Fehlinformation. Fest steht dagegen, daß im Zuge von Evakuierungsmaßnahmen auch Adalgisa Conti am 18. November 1943 nach Siena gebracht worden ist, von wo sie am 30. Dezember 1946 mit der Diagnose „Schizophrenie" *nach Arezzo zurückkehrte.*

Ein Auszug aus der Krankenkartei Adalgisa Contis, den Direktor Benvenuti am 7. Januar 1955 an den Staatsanwalt von Arezzo schickte, enthält folgende Angaben über das Krankheitsbild: Vom 17. November 1913 bis zum 18. Dezember 1943 (Zeitpunkt der Verlegung nach Siena; nachdem die Daten in den verschiedenen Akten nicht übereinstimmen, ist anzunehmen, daß hier das Datum genannt wird, an dem die Verlegung registriert wurde): „melancholisches Syndrom". *Am 30. Dezember 1946, als Adalgisa Conti wieder nach Arezzo kam, hieß die Diagnose* „Dementia praecox", *während in einem Schriftstück vom Tag zuvor* „Schizophrenie" *steht. Und* „Schizophrenie" *steht nun auch als endgültige Diagnose in dem obengenannten Auszug. Sie wird als* „schwachsinnig" *und als* „ständiger Pflegefall" *eingestuft.*

Am 21. Januar 1955 beantragt der Staatsanwalt beim Gerichtspräsidenten von Arezzo die endgültige Entmündigung Adalgisa Contis und zählt ihre Verwandten und gesetzlich Erbberechtigten auf: Conti Carlo; Conti Achille; Conti Lucia; Conti Ione; Conti Argenide: die Brüder und Schwestern Adalgisas, alle in Anghiari wohnhaft. Die Entmündigung wird am 11. Juni 1955 ausgesprochen und am 18. Juni registriert. Aus dem Akt geht hervor, daß Adalgisa Conti „auf die zahlreichen Fragen des Staatsanwaltes Risito vollkommen zusammenhanglos geantwortet hat". *Als Diagnose wird in dem Dokument* „Schizophrenie" *angeführt.*

Am 18. August 1970 wurden Piera Martini und Nazzareno Milli, wohnhaft in Pieve S. Stefano, vom Amtsgericht Sansepolcro zu Vormündern Adalgisas bestellt.

Am 20. Dezember 1972 schreibt Piera Martini an die

Heilanstalt von Arezzo: „Ich schicke 50.000 Lire zugunsten meines Mündels Frau Adalgisa Conti für das bevorstehende Weihnachtsfest, verbunden mit den besten Wünschen für sie und die sie betreuenden Personen." *Außerdem teilt Frau Martini mit, daß sie Adalgisa noch vor Jahresende bei der nationalen Krankenkasse anmelden wird.*

Schließlich geht aus den Unterlagen hervor, daß Adalgisa Conti am 5. März 1977 versuchsweise entlassen worden ist. Am 8. März teilt die Anstaltsleitung der Region Toskana, Abteilung soziale Sicherheit sowie der nationalen Krankenkasse von Arezzo mit, daß die Patientin wieder in die Heilanstalt eingeliefert wurde, da sie an „Schizophrenie" *leide.*

Auch die folgenden Eintragungen entstammen der Krankenkartei Adalgisa Contis:

Arezzo, 17. November 1913: „Frau Adalgisa Conti, verehelichte Palombini, leidet unter Verfolgungswahn mit Tendenz zum Selbstmord. Nachdem sie eine Gefährdung für sich selbst und für andere darstellt, ist ihre *dringende* Einlieferung in die örtliche Provinzheilanstalt geboten." *(Unleserliche Unterschrift des Arztes).*

Am selben Tag bestätigt das Amtsgericht Arezzo: „Unter Kenntnisnahme des Gutachtens von Dr. Oscar Ugo Marri aus Arezzo und unter Anwendung der geltenden Gesetze über die Einweisung Geisteskranker in die Heilanstalt, wird die sofortige vorläufige Einweisung der Conti, Adalgisa, Tochter des verstorbenen Assunto, 26 Jahre alt und verheiratet mit dem Drucker Palombini, Probo, geboren und wohnhaft in Anghiari, Hausfrau, zufälliger Aufenthalt Arezzo, angeordnet."

Am 10. Dezember 1913 beantragt der Direktor der Heilanstalt beim Amtsgericht eine Verlängerung der Beobachtungsfrist für Adalgisa Conti.

Am 24. Dezember 1913 schlägt der Abteilungsarzt dem Direktor vor, beim Amtsgericht eine „endgültige Hospitalisierung Adalgisa Contis zu beantragen, da sie unter einem melancholischen Syndrom leidet". *Die entsprechende Verfügung ergeht am 30. Dezember 1913.*

Der einzige Gegenstand, der der Patientin bei der Einlieferung abgenommen worden zu sein scheint, ist „ein flacher Fingerring aus Metall".

Adalgisa Conti, Tochter von Assunto und Emma Conti, geb. Passetti, wurde also am 17. November 1913, 15 Uhr 45 „eingeliefert". *Am 28. Mai 1887 in Pieve S. Stefano geboren, ist sie 26 Jahre alt, als sie eingesperrt wird: Eine junge Frau aus Anghiari, verheiratet mit dem Drucker Probo Palombini, Hausfrau,* „Alphabetin" – *und schön, wie das Foto aus jener Zeit zeigt.*

Die folgenden Eintragungen über Adalgisa Conti sind den Ärztetagebüchern Nr. 368-1466 zu entnehmen:

Zu Beginn ein Vermerk vom 21. November 1913: „Heute morgen hat sie sich ein Taschentuch um den Hals gebunden und versucht, sich damit zu erwürgen: die Pflegerin hat den Versuch gerade noch rechtzeitig bemerkt."

Unter dieser Eintragung ist der folgende Brief Adalgisas vom 20. November 1913 an ihre Mutter eingeklebt:

„Liebste Mama, mehrere Tage befinde ich mich nun schon hier, und ehrlich gesagt, es kommt mir vor, als sei ich schon unendlich lange von euch fort. Ich kann dir weder berichten, wo ich bin, noch wie ich mich befinde. Ich habe das Gefühl, in einem verwünschten Haus zu sein, ich sehe Dinge vor mir erscheinen und wieder verschwinden, alle tragen einen Schlüsselbund, der magische Kräfte zu haben scheint. Es kommen verschiedene Nonnen, Ärzte, Herr Viviani, der mich als erster untersuchte, Herr Nenci usw. Aber ich bin von allem so verwirrt, daß ich über das, was ich sehe und höre nicht einmal sprechen kann. Ich vermute, daß Herr Viviani Probo ist, der sich durch die Gnade unseres Herrgotts verwandeln kann wie er will. Ich bin in seinen

Händen und tue alles, was von mir verlangt wird. O ich Unglückselige, o ich Glückliche, ich warte auf meine Mama, Tag für Tag. Ich bitte euch inständig, kommt mich bald besuchen, denn ich sehne mich so sehr danach, euch zu umarmen. Ich hoffe, daß es euch gesundheitlich allen gut geht. Ich würde gern aufstehen und etwas tun, aber sie zwingen mich, im Bett zu bleiben, warum, kann ich mir nicht erklären. Die Pflegerinnen sind alle sehr gut zu mir, aus Anghiari habe ich hier die Frau von Pietrone kennengelernt, sie scheint die Nichte von Carlotta zu kennen, Tante Rosa besucht mich jeden Tag, und das beruhigt mich ein wenig. Lebt wohl für heute, und ich hoffe, euch alle bald wiederzusehen und auch von euch zu hören. Ubaldo hat mich noch nicht besucht, obwohl er doch so nahe wohnt. Ich bin so verwirrt, daß ich nicht mehr weiß, was ich schreiben soll. Ich umarme und küsse euch alle mit mütterlicher Liebe, eure Tochter und Schwester Adalgisa. Viele Grüße an alle von Tante Rosa. Ich fühle, daß ich so viele Dinge zu sagen hätte, es ist, als würden Steine auf mich geworfen, ich bleibe stumm, ich muß sehr viel Böses auf der Welt getan haben, nicht wahr, Mama? Des Himmels Wille geschehe, mehr weiß ich nicht zu sagen."

1. Dezember 1913: „Gute körperliche Verfassung, hat keine bemerkenswerten funktionellen Störungen im Magen-Darmtrakt. Ernährungszustand gut. Antwortet auf Fragen nur nach eingehender Ermunterung, spricht dabei langsam und leise. Kann sich zeitlich und örtlich orientieren. Sagt, sie wolle sterben, weil sie ihren Mann wegen ihrer physischen Unvollkommenheit nicht glücklich machen könne; daß sie daher eine unnütze, ja schädliche Frau geworden sei und die erste Gelegenheit wahrnehmen werde, um sich das Leben zu nehmen. Sie sei unwürdig, auf dieser Welt zu leben, habe immer so viele Sünden begangen, alle betrogen, sie sei böse, unendlich böse. Angstzustände lassen sich an ihr nicht beobachten. Meist liegt sie regungslos im Bett, fest in die

Leintücher eingehüllt und nimmt von der Umgebung keine Notiz. Daher muß sie unablässig stimuliert werden. Sie ist sauber. Schläft bei Nacht nur wenig."

3. Dezember 1913: „Am 25. November erlitt die Kranke nach dem Beginn der Opiumbehandlung, bei der sie, wie in der Anstalt üblich, eine erste Injektion von 5 Zentigramm Opiumextrakt erhielt, sehr ernste Vergiftungserscheinungen: Erbrechen, Schwindel, Ohnmachtsanfälle, Pupillenverengung und Pupillenstarre, tiefe Blässe, Erkalten der Extremitäten, schwacher Puls usw.; dank sofort eingeleiteter Gegenmaßnahmen erholte sie sich nach 7 bis 8 stündigem sehr ernstem Zustand zusehends und wurde geheilt. Während dieser Zeit bat mich Adalgisa Conti, sie nicht zu behandeln, sie wäre froh, sagte sie, so krank zu sein und endlich sterben zu können. Ihr geistiger Zustand ist unverändert; gelegentlich verweigert sie die Nahrungsaufnahme und muß künstlich mit der Sonde ernährt werden, die sie sich wiederstandslos, und ohne daß es ihr erkennbare Schmerzen bereitet, einführen läßt." *(Unleserliche Unterschrift des Arztes)*

20. Dezember 1913: „Sie bietet dasselbe Bild wie bei den vorausgegangenen Kontrollen. Neu hinzukommt, daß sie manchmal impulsiv ist. Wenn sie zum Beispiel gefüttert wird, ergreift sie plötzlich den Teller und schleudert ihn weit von sich. Bei den häufigen Besuchen des Ehemanns, der Mutter und anderer Verwandter hat sie sich sehr kühl, fast gleichgültig gezeigt. Meist rührt sie sich dann nicht von der Stelle, wenn sie nicht von den Besuchern dazu ermuntert wird; sie hat mit ihnen immer nur ganz wenige Worte gewechselt und nie etwas anderes als ihre Wahnideen geäußert, wobei sie sagt, auch Stimmen zu hören, die ihr sagen, daß sie sich das Leben nehmen muß. Sie lächelt ungläubig über das, was wir ihr sagen. Sie schläft nachts noch immer wenig und sehr leicht; körperlich ist ein Verfall eingetreten."

Unter diese Eintragung ins Ärztetagebuch hat der Arzt einen Brief Adalgisas an ihren Mann Probo eingeklebt:

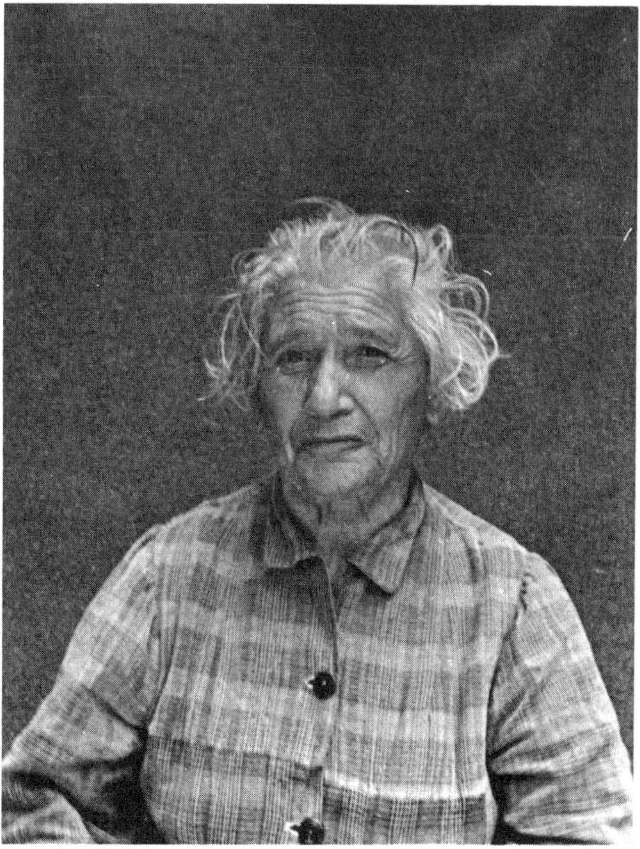

„Mein liebster Probo, den es nicht mehr für mich gibt. Habe die Güte, einer Unglücklichen zu verzeihen, die in diesem Augenblick unter deinen Schmerzen leidet und nicht einmal weiß, was sie dir schreiben und sagen soll. Lebe glücklich, und ich werde gequälten Herzens sterben, aber denke nicht schlecht über mich und hasse mich nicht. Ich werde sterben, ich bin sicher, daß es ein Unglück geben wird (Gott stehe dir bei). Erinnere dich wenigstens einmal im Jahr an diese . . . *(unleserlich)* und mache mir nicht . . . *(unleserlich)*. 20. Dezember 1913."

15. Januar 1914: „Adalgisa Conti verweigert gelegentlich die Nahrungsaufnahme, ist meist stumm, immer depressiv. Seit einigen Tagen leidet sie an Mundschleimhautentzündung, die mit wiederholten Spülungen mit Mundwasser behandelt wird."

30. Januar 1914: „Die Mundschleimhautentzündung und auch der Allgemeinzustand hat sich gebessert: geistig ist sie etwas weniger zwanghaft, hat jedoch immer noch ihr Unwürdigkeitsdelirium und den Wunsch, ihr Leben zu beenden, das für sie sinnlos geworden sei und das für sie wegen des Unrechts, wegen aller möglichen Freveltaten, die sie ihrem Mann angetan habe, nur noch Leiden bereithalte. Sie zeigt sich jetzt ihrem Mann und ihrer Mutter bei deren zahlreichen Besuchen, die sie sehr zu erfreuen scheinen, von einer liebevolleren Seite."

23. Februar 1914: „Es geht ihr zusehends besser; sie steht jetzt auf und verrichtet bereitwillig und recht geschickt Putzarbeiten in der Abteilung, sowie Häkelarbeiten. Sie redet verhältnismäßig mühelos mit mir, mit dem Personal, mit dem Ehemann. Sie sagt, sie habe in den vorangegangenen Tagen an ziemlich viele Dummheiten gedacht, die sie jetzt als Frucht ihrer Krankheit erkenne, einige ihrer Gedanken seien keineswegs falsch gewesen, denn sie sei ihres Ehemannes tatsächlich unwürdig, und könne ihn nie glücklich machen, und daher sei es besser, wenn sie sterbe. Noch immer leicht depressiv, ißt sie jetzt von sich aus gut und schläft auch nachts gut. Verordnet: Massagen, elektrische Bäder und Stärkungsmittel."

16. April 1914: „Seit etwa zwei Monaten geht es der Kranken sehr viel schlechter. Sie hat jeden Halt verloren. zieht sich nackt aus, wenn die Ärzte den Saal betreten, beginnt vor den Pflegerinnen und den anderen Kranken zu masturbieren. Gestern ist sie auf den Hof gestürzt und hat mit einem Faustschlag das Fenster der Oberpflegerin eingeschlagen und sich dabei an der Hand und am Unterarm leicht verletzt. Verweigert die Nahrungsaufnahme."

25. April 1914: „Am Morgen gab die Patientin vor, zur Latrine zu müssen. Als die Pflegerin sie dorthin begleitete, hüpfte A. Conti plötzlich auf ein Tischchen, das neben der Verglasung des Versammlungsraumes der Abteilung steht, zerbrach eine Scheibe und brachte sich beim Versuch, nach draußen zu entkommen, eine Schnittwunde am rechten Bein bei. Sie wurde daher auf die Unruhigen-Station verlegt. Sie verweigert die Nahrungsaufnahme."

1. Januar 1915: „Die psychische Verfassung der Patientin wird zusehends schlechter: aber körperlich geht es ihr sehr gut."

4. Februar 1916: „Unverändert."

7. November 1917: „Noch immer dasselbe Verhalten: unreinlich, erotisch, impulsiv, lärmend."

1. Januar 1918: „Unverändert."

12. Februar 1919: „Gleichbleibend."

1. März 1920: „Keine Veränderungen zu beobachten."

27. Januar 1921: „Gewohnter Zustand."

1. Januar 1922: „Unverändert."

10. März 1923: „Körperlich gute Verfassung. Geistig völliger Zusammenbruch. Redet vollkommen zusammenhanglos; kann sich nicht mehr zurechtfinden und zeigt sich dem Ehemann und den Familienangehörigen gegenüber äußerst gleichgültig; befindet sich seit Jahren in der Unruhigen-Abteilung. Gegenwärtig wird sie vormittags zum Auskehren des Saales und zum Bettenmachen eingesetzt, aber danach tut sie nichts mehr. Sie sitzt den ganzen Tag herum und singt in bester Laune. Hin und wieder tanzt sie fröhlich mit den anderen Kranken. Zeigt keine Neigung zum Selbstmord mehr. Ist periodenweise unreinlich: gewöhnlich uriniert sie in ihre Schuhe und zieht diese dann an; sie nimmt das Essen und schmiert es sich auf die Haare. Vor kurzem ging sie zur Latrine und strich sich Gesicht, Unterarme und Füße mit Kot ein. Sie schläft die ganze Nacht tief. Ißt gierig. Meist unordentlich gekleidet, die Pflegerinnen müssen sie kämmen, zum Waschen führen und ihre Kleider wechseln. Sie weiß keinen einzigen Namen, weder den der Ordensschwester, noch den der Oberpflegerin oder den von uns Ärzten: sie erkennt nicht wieder, was sie 1914 selbst geschrieben hat."

November 1924: „Unveränderter Zustand."

Dezember 1925: „Körperliche Verfassung sehr gut. Unveränderter Wahnsinnszustand."

3. März 1926: „Unverändert."

28. September 1927: „Unverändert."

1. Dezember 1928: „Gleichbleibend."

12. März 1929: „Gleichbleibend."

17. Oktober 1930: „Gleichbleibend."

15. Dezember 1931: „Unverändert."

8. Juli 1932: „Unverändert."

9. Februar 1933: „Sauber; knetet jedoch hin und wieder den eignen Kot und macht sich daraus Strümpfe oder Handschuhe. Sie arbeitet als Putzhilfe, oft jedoch hockt sie sich, nachdem sie den ganzen Schlafsaal sauber geputzt hat, mitten hinein und verrichtet ihre Bedürfnisse auf den Boden. Körperlich geht es ihr gut: sie ist dicker geworden. Manchmal sagt sie, daß sie ins Theater gehen müsse: dann reißt sie Kleider in Fetzen, um sich daraus einen Hut zu machen, zieht Strümpfe auf, um sich daraus Ringe oder

Armbänder herzustellen. Sie ist ruhig, singt jedoch oft laut gröhlend. Ansonsten gibt sie nur einen Wortsalat von sich."

12. Februar 1934: „Unverändert."

24. August 1935: „Arbeitet als Putzhilfe: geistig unverändert, körperlich gut."

3. Februar 1936: „Unverändert."

2. Januar 1937: „Sehr fleißig; unordentlich."

29. Mai 1938: „Arbeitet, unordentlich, sauber, geistig unverändert."

20. Dezember 1939: (auf Dr. Viviani ist inzwischen Dr. F. Martini gefolgt): „Unveränderter Zustand."

30. Dezember 1940: „Unordentlich, oberflächlich, verblödet, arbeitsam."

20. Dezember 1941: (wieder ein neuer Arzt): „Sie arbeitet ein wenig als Putzhilfe. Sie schmückt sich oft mit allerhand Kram, Armbändern aus Stoffetzen. Geistig unverändert."

3. Dezember 1942: (wieder ein neuer Arzt): „A. Conti gleichbleibend: d.h. immer unordentlich und hochgradig schwachsinnig. Sie bietet sich noch zu Putzarbeiten an. Körperlich starker Verfall."

Am 28. Dezember 1945 hat der Direktor der Psychiatrischen Heilanstalt S. Nicolò in Siena folgendes Attest unterzeichnet: „Palombini, Adalgisa, geb. Conti, Tochter des Assunto. In diese Heilanstalt am 18. Dezember 1943 aus Arezzo überführt. Bei der Kranken läßt sich nach wie vor das typische Bild von Geisteskrankheit beobachten, das sie bereits bei ihrer Einlieferung in die Anstalt bot. Sie wirkt orientierungslos und ist meist mit allen möglichen Fetzen behängt. Sie ist unordentlich, hat keine affektiven Bindungen und ist teilnahmslos. Sie ist ruhig und beschäftigt sich manchmal mit manuellen Arbeiten, die in der Abteilung anfallen. Körperlich leidlich gute Verfassung."

20. Dezember 1946: „Rückverlegung aus der Heilanstalt Siena."

7. Januar 1947: „Starker geistiger Verfall. Schmutzig, hängt sich alle möglichen Dinge an die Kleider. Hin und wieder hilft sie beim Putzen. Vollkommen gleichgültig allem gegenüber. Sie ißt, schläft ohne Schlafmittel. Allgemeines Befinden nicht schlecht. Wiederaufnahme der Patientin wegen Schizophrenie erscheint gerechtfertigt." *(Unterschrift eines neuen Arztes).*

11. Dezember 1947: „Verstärkter Schwachsinn, Patientin ist unreinlich und unordentlich. Hilft bereitwillig beim Putzen, Wassertragen und anderen kleinen Verrichtungen. Weder impulsiv noch lärmend. Schläft ohne Schlafmittel. Sie ißt, und ihr körperliches Befinden ist nicht schlecht."

17. Dezember 1948: „Gleichbleibend."

28. Juli 1949: „Unverändert."

23. Oktober 1949: „Terminaler Schwachsinn. Verrichtet einige kleine Putzarbeiten."

10. Dezember 1950: „Unordentlich, unausgeglichen. Wenn dazu aufgefordert, hilft sie beim Saubermachen der Abteilung. Gelegentlich erregt und mit Zerstörungswut. Sie ißt, ihr körperliches Befinden ist nicht schlecht. Sie schläft ohne Schlafmittel."

25. Oktober 1951: „Unreinlich, unordentlich, unausgeglichen. Terminaler Geisteszustand. Gelegentlich arbeitswillig. Hilft beim Saubermachen der Abteilung, beim Essenholen. Körperliches Befinden nicht schlecht, schläft ohne Schlafmittel."

1. Dezember 1953: „Unveränderter geistiger und physischer Zustand."

18. November 1954: „Keine Veränderungen im geistigen und physischen Zustand."

4. Oktober 1955: „Sie ist jetzt etwas ruhiger und ordentlich, hilft beim Saubermachen der Abteilung, aber sie ist . . . *(unleserlich)*, sammelt alles mögliche (versteckt Hemden, Unterhosen, kleine Gegenstände usw.). Oft protestiert sie heftig, weil man ihr „Pülverchen" auf den Kopf

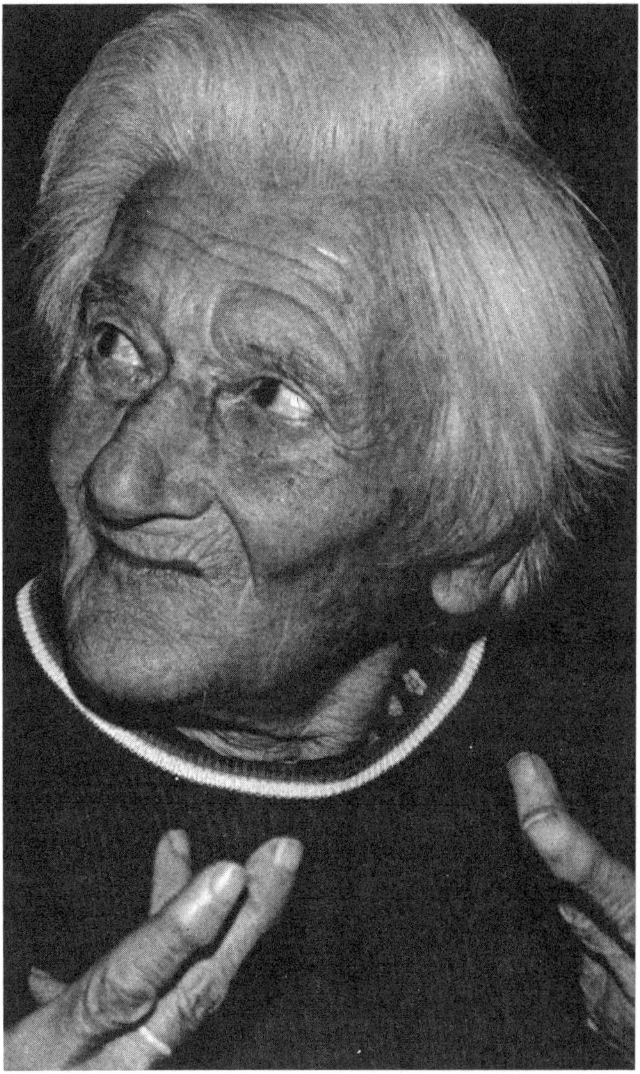

schütte. Körperliches Befinden nicht schlecht."

4. Oktober 1956: „Keine Veränderungen."

21. September 1957: „Gewohnte geistige und körperliche Verfassung."

10. Juli 1958: „Gewöhnlich ruhig, ordentlich, aktiv. Hilft bei den Reinigungsarbeiten in der Abteilung und kümmert sich um schwächere Patientinnen. Gelegentlich protestiert sie laut, vor allem weil man ihr immer wieder „Pülverchen" auf den Kopf werfe. Schläft gewöhnlich ohne Schlafmittel."

15. Oktober 1959: „Erheblicher körperlicher Verfall."

24. September 1960: „Unveränderter geistiger und physischer Zustand."

4. Dezember 1961: „Deutlicher geistiger Verfall."

Am 25. Juni 1956 wurde Adalgisa vom Lungenarzt untersucht. Befund negativ.

Am 11. Februar 1972 und in den darauffolgenden Jahren 1975, 1976 und 1977 wurden bei Adalgisa ohne nachweisbaren Befund verschiedene klinische Kontrollen durchgeführt (Glykämie, Azotämie, Blut- und Urinuntersuchung usw.).

Interview mit dem ehemaligen Bürgermeister von Anghiari über die Geschichte Adalgisas*

Du solltest vielleicht zunächst einmal ein paar Worte über dich selber sagen, damit wir wissen, mit wem wir es zu tun haben.

Ferrini Antonio. Ich bin am 25. Juli 1903 in Anghiari geboren und lebe in Anghiari. Mein Leben war, das kann man wohl sagen, ein politisches Leben, denn schon im Jahre 1921 trat ich von der sozialistischen Jugendorganisation zur kommunistischen Partei über. In der kommunistischen Partei war ich 1923 Sekretär der Jugendsektion, dann mußte ich das Land verlassen: drei Jahre Frankreich. Nach meiner Rückkehr begann ich ein Wanderleben: Mailand, Pavia, Bologna . . . ich kam so ziemlich überall herum. In diesem Zeitraum haben sie mich drei- oder viermal verhaftet, auch bei dem berühmten Attentat von Bologna, dieser Tage wurde die Geschichte von dem Zamboni ja im Fernsehen gezeigt, dem armen Jungen, der dann umgebracht wurde. (1) Mich hat man eingelocht in Anghiari, ich wurde eingelocht, weil ich Kommunist war und daher mit diesen Leuten etwas zu tun haben konnte. Danach wurde ich noch weitere Male verhaftet, verfolgt. Hier jedenfalls konnte ich nicht bleiben, weil mir natürlich niemand Arbeit

* Das Interview wurde am 26. Oktober 1977 von Enzo Gradassi in der Bar Garibaldi von Anghiari (Provinz Arezzo) geführt

(1) Er bezieht sich auf den jungen Anarchisten Anteo Zamboni, der am 31. Oktober 1926 gelyncht wurde, weil man ihn eines Attentats auf Mussolini in Bologna beschuldigte. Vgl. dazu u.a. Ernesto Ragionieri, Storia d'Italia, Turin 1976, vol. IV, Bd. 3, S. 2164

gab, so hielt ich es für besser, im Lande umherzuziehen. Schließlich ließ ich mich mit meiner Frau in Sansepolcro nieder, wo meine Frau dann 1940 starb, im April. Im August wurde ich wieder verhaftet und zu dreijährigem Zwangsaufenthalt in Pisticci, Provinz Matera, verurteilt. Zwei Jahre darauf folgte die Bombardierung Tarents ... eine Seeschlacht war das, und die hatte für Italien ziemlich verheerende Folgen. Alle Lagerinsassen wurden dort wo ich war, zusammengerufen, und mir wurde eröffnet, daß ich in die Nähe von Arezzo verlegt würde. Und in der Tat wurde ich mit 150 anderen zum Zwangsaufenthalt Verurteilten nach Castel di Guido gebracht, einem oberhalb von Rom gelegenen alten Kastell. Dort waren wir dann schon 1800 Leute, es hatte also eine Art Evakuierung stattgefunden. Nach dem Sturz Mussolinis wurde ich von dort dann nach Hause geschickt. Natürlich hatte ich von Mussolinis Sturz in Castel di Guido erfahren: ich stand in Kontakt mit den Genossen aus Rom, und was bei uns damals los war, kann man sich leicht vorstellen.

Von dort gingen dann alle nach Hause, alle außer den Kommunisten. Am 18. August wurden endlich auch wir Kommunisten befreit, seit dem 25. Juli waren wir dagewesen. Wir waren siebzehn ... achtzehn Leute ... damals kannte ich sie natürlich alle.

Dann Rückkehr nach Hause, nach Anghiari, Wiederaufbau der kommunistischen Zelle, der ersten Zelle mit den fünf oder sechs alten Genossen, die wir noch waren und dann stufenweise die Entwicklung ...

Und seit wann warst du Bürgermeister?

Seit den ersten Wahlen, am 31. März 46, glaube ich, war ich Bürgermeister, und bis 56.

Wenn es dir recht ist, sprechen wir jetzt ein wenig über Adalgisa Conti, und zunächst möchte ich dich fragen, ob du sie gekannt hast.

Ich habe Adalgisa Conti gekannt. Ja ich habe sie gekannt. Sie war schon eine erwachsene Frau, ich noch ein kleiner Junge. Eine schöne Frau, eine schöne Braut, sehr schön . . . Auch er war ein schöner Mann, der Probo Palombini. Später wurde er Faschist, und zwar einer der schlimmsten und gewalttätigsten. Er kam aus einer Familie von Garibaldi-Anhängern, sein Vater, der Pippo, der nicht nur den einen Sohn hatte, war ein alter Garibaldi-Anhänger. Dieser Probo ging voll und ganz im Faschismus auf.

Über die Geschichte der Ehefrau weiß man . . . zumindest wurde das erzählt, und ich berichte hier mehr oder weniger, was die Leute damals erzählten . . . daß dieser Mann sie mißhandelte. Er dagegen behauptete, daß sie verrückt war. Verstehst du? Die Leute sagten, daß er sie mißhandelte, daß er sich ihr gegenüber nicht anständig verhielt, daß er andere Frauen hatte, usw. Auch noch anderes. Was man eben in einem Dorf so redet. Aber konkrete Tatsache ist, daß sie in die Irrenanstalt eingeliefert wurde. Da hatte er dann leichtes Spiel. Denn von dem Augenblick an fand er Unterstützung, wenn er sagte: „Schafft mir diese Frau aus dem Weg, mit der kann ich nicht leben . . .", gerade weil sie als eine sehr intelligente Frau galt, die im Dorf bekannt war und Ansehen genoß. Auch weil ihre Familie was darstellte, die Mutter war Lehrerin und der Vater, der alte Conti, war eine politische Persönlichkeit, Republikaner, damals gab es hier noch keine Kommunisten . . .

Kannst du dich noch irgendwie an den Tag erinnern, an dem sie in die Heilanstalt eingeliefert wurde?

Ich erinnere mich an den Tag, an dem sie weggebracht wurde, es wurde damals einiges geklatscht im Dorf . . . es wurde nämlich gesagt, daß er sie in die Heilanstalt hatte einliefern lassen wollen. Denn sie war gar nicht verrückt, sondern er hat sie nur so zur Verzweiflung gebracht, daß er sie als verrückt ausgeben konnte (. . .) Ja, woran kann ich mich noch erinnern? Ich stand nicht dabei, als man sie weggebracht hat, daher kann ich nicht sagen: Ich habe gesehen, wie sie sie in den Wagen geladen haben. Ich weiß nur, daß in der Bevölkerung, sagen wir im Volk, diese Tatsache öffentlich beklagt wurde. Ein Teil verteidigte natürlich auch diesen Mann, redete der Frau übel nach: sie war schon ein wenig ungeschickt, hieß es dann . . . aber trotzdem war er es gewesen, der . . .

Damals besaß Probo eine Druckerei?

Er besaß die hiesige Druckerei, die Tiberina. Weißt du, daß sie eine Zeitlang sogar eine Zeitung herausbrachten? Sie veröffentlichten eine richtige kleine Zeitung, die glaube ich „L'Appennino" hieß und sich eine Weile hielt. Er beschäftigte vier oder fünf Setzer: der eine oder andere von ihnen lebt heute noch hier, andere sind emigriert. Genaueres kann ich eben über diese Frau nicht sagen, weil sie älter war als ich, wäre ich gleichaltrig gewesen . . .

1913 war sie sechsundzwanzig . . .

Genau, während ich 1913 erst zehn war.

Und was könntest du über die Persönlichkeit des Probo Palombini sagen?

Probo besaß also diese Druckerei, er hatte auch Brüder, die waren aber alle weg . . . einer in Livorno, einer in Rom . . . ein gewisser Pilade, ein gewisser . . . der jüngste von ihnen ist, glaube ich, vor kurzem hier gestorben. Ein anderer kam aus Rom zurück, um sich hier aufzuhängen, in der Nähe des Friedhofs . . . sie fanden ihn hier erhängt, warum er das getan hat, weiß keiner. Probo selbst ging es wirtschaftlich gut, das Geschäft lief, und man hat ja gesehen, wo es gut läuft, bildet sich auch gleich eine Clique, nicht?

Und dieser Probo, hat der nachher nochmals geheiratet?

Er hat die Angiolina Nencioni geheiratet, eine gewisse Angiolina Nencioni, mit der er anscheinend auch schon vorher ging . . . auch sie war in ihrer Jugend eine schöne Frau . . .

Wie lange nach der Einlieferung Adalgisas hat er wieder geheiratet?

Ah, es verging eine gewisse Zeit. Aber er ist mit ihr zusammen gewesen, hat mit ihr zusammen gelebt. Nach einiger Zeit, und das bedeutet ja, daß er seiner Sache sicher war, nahm er sie zu sich nach Hause. Dann kamen die Kinder . . .

Was meinst du mit einer „gewissen Zeit"? Jahre oder . . .

Jahre, Jahre . . .

Und das Zusammenleben mit dieser zweiten Frau?

Nicht sofort, er hat nicht sofort mit ihr zusammen gelebt . . . denn ein wenig Angst hatte er schon vor der öffentlichen Meinung . . . vor seinen ganzen Brüdern . . . seiner Mutter . . . so wartete er ein paar Jahre ab.

Und dann wurde Probo, wie du am Anfang schon gesagt hast, Faschist . . .

Er wurde Faschist, er tat das, was die andern Faschisten taten, ja er war ein richtiger Schläger, soo ein Kerl . . . Ich erinnere mich an einen Zwischenfall hier in diesem Café . . . im Café Garibaldi . . . in das wir eines Abends gekommen waren . . . normalerweise vermieden wir den Kontakt mit den Leuten, die hier herumliefen und einen zu provozieren versuchten: „Gehn wir nicht am Sonntag zusammen in die Berge?"

An jenem Abend waren wir in das Café gegangen, als es schon dunkel war, und da trieb sich die ganze Bande auf dem Platz herum. Dort stand auch das Podest mit den Musikanten. Hier drinnen waren wir zu viert. Wir trinken also unseren Kaffee, und die Kapelle spielt. Da hören wir plötzlich draußen ein Getümmel. Ich trete an die Tür und sehe, daß ein Haufen Faschisten auf den Kapellmeister, den Pietro Ghignoni, einen Sozialisten, einbrüllt: „Aufstehen, aufstehen . . ." und ihm auf den Kopf schlägt. Und während ich nun so im Türrahmen stehe, höre ich plötzlich etwas über meinen Kopf hinwegpfeifen, das war ein Wassersiphon, den sie auf diese Faschisten geworfen hatten! Von hier drinnen hatten sie ihn nach draußen geworfen. Ich stand also in der Tür, und das Ding flog haarscharf über meinen Kopf weg. Kaum war das geschehen, ging das Licht aus: alles dunkel. Dann hieß es: „Hauen wir ab, das ist ein Attentat, weg von hier, das sind die Kommunisten", und so hauten sie alle ab.

Und bei diesem Haufen befand sich auch Probo Palombini?

Der war der Anführer, er verfolgte einen gewissen Enea, einen Anarchisten mit roten Haaren. Enea lief weg, und zwar schnell, so daß der andere ihm nicht nachkam.

Und wie ist Probo dann gestorben?

Im Gefängnis.

Wer hat ihn verhaftet?

Wir. Die Partisanen haben ihn verhaftet. Ihn und seine Söhne, das war 1943, im ersten Halbjahr 43 . . . , die Minenexplosion war ja dann am 18. August 1944. (2)

Ich kommandierte die Partisanen in der Carabinieri-Kaserne und mußte daher jeden Morgen hingehen, um den Partisanendienst zu organisieren. Ich mußte jeden Morgen da hingehen, gehörte aber gleichzeitig dem Kommunalrat an (3), dem ersten Kommunalrat unter Bürgermeister Rasa-

(2) Vgl. dazu Antonio Curina, Fuochi sui monti dell' Appennino Toscana, Arezzo 1957, S. 534: „Am 18. August, 29 Tage nach der Befreiung, explodierte ein von den Deutschen im Brunnen der Carabinieri-Kaserne von Anghiari versteckter Sprengkörper, der das Gebäude vollkommen zerstörte und den Tod von siebzehn Menschen, Carabinieri und Zivilpersonen, verursachte."

(3) Ebd., S. 416. In der Liste der Gemeinderatsmitglieder von Anghiari ist

rino, den die Alliierten eingesetzt hatten, das war ein Soldat . . .

So brachten sie mir zusammen mit den anderen Gefangenen auch diesen Probo und seine beiden Söhne, von denen einer mit einem geschulterten Gewehr, einem Karabiner, aufgegriffen worden war, in die Kaserne . . . er wollte immer noch Widerstand leisten, verstehst du? Sie wurden alle drei eingelocht. In der Zwischenzeit verhafteten die Carabinieri und die Alliierten auch einige von unseren Leuten, weil die hinter den Faschisten her waren. Das wollten die Alliierten nicht. Ich sagte zu den unseren: „Seid vorsichtig, vergeßt nicht, wer befiehlt, sind jetzt sie, unser Land ist besetzt und leider haben nicht wir Kommunisten das Sagen . . .

Aber mancher sagte sich eben: „dem und dem will ich persönlich einen Denkzettel geben". Dieser Probo kam dann zusammen mit seinen Söhnen bei der Minenexplosion um. (4) Die Kaserne war von den Deutschen vor ihrem Abzug unterminiert worden, das wußte aber keiner . . . ich ging da also immer ganz früh morgens hin . . .

An besagtem Morgen ging ich ebenfalls hin, ich hatte das so mit dem Maresciallo abgemacht, einem blutjungen Mann, der auch dabei sein Leben lassen mußte . . . siebzehn Tote hatte es gegeben. In einer Minute hatte ich alles erledigt, die Gefangenen besucht, zwei der unseren befanden sich da, dann ging ich wieder. Kaum hatte ich den Palazzo Martini erreicht, hörte ich eine furchtbare Explosion . . . alles wurde schwarz . . . Asche flog in der Luft herum . . . ich flüchtete ins Haus . . . alles flog herum . . . Teile von den Dachbalken . . . du mußt wissen, daß ich im alten Teil von Anghiari wohnte, also auf der anderen Seite des

Antonio Ferrini als Vertreter der Kommunistischen Partei aufgeführt.

(4) Ebd., S. 535-536. In der Aufstellung der Kriegsopfer steht unter den folgenden Nummern: 27) Nencioni Palombini Roberto – zahlreiche Verletzungen durch Quetschungen bei Minenexplosion am 18. August 1944; 37) Palombini Probo – Quetschungen bei Minenexplosion am 18. August 1944."

Ortes, dort stand ein Fenster offen, durch das trotz einer Entfernung von mehr als 300 Metern ein soo großer und soo dicker Balken hereinflog.

Und diejenigen, die da drin gewesen waren?

Fast alle wurden verschüttet . . . der eine oder andere konnte sich retten . . . der arme Natale wurde auch begraben . . .

Du solltest vielleicht noch etwas über die Lage in Anghiari sagen, auch über die wirtschaftliche Lage.

Anghiari war immer ein rein landwirtschaftlicher Ort, in dem es keine Spur von Industrie gab. Das Handwerk dagegen war gut entwickelt: so gab es zum Beispiel über 160 Schuhmacher in Handwerksbetrieben. Sie stellten die Schuhe ohne jede Maschine vollständig von Hand her. In jeder Schuhmacherei waren vier oder fünf Leute beschäftigt. Übrigens wurde gerade gestern das Fest des Hl. Crispino gefeiert. (5) Da wurde dann erzählt. Wir waren 165. Mit unserer Fahne, unserer Organisation . . . das war die Arbeiter-Gesellschaft.

Auch das Töpferhandwerk war gut entwickelt: Töpfe, Vasen, Schalen usw. wurden hier hergestellt, aber die große Mehrheit war in der Landwirtschaft beschäftigt. Anghiari hatte damals sieben- bis achttausend Einwohner, von denen die meisten auf dem Land lebten, im Zentrum wohnten vielleicht 1500, 1800 Leute, der Rest wohnte übers Land verstreut. Auch auf dem Land gab es Handwerksbetriebe: Schuhmacher, nicht wenige Tischler. (6)

(5) Am 25. Oktober feiern die Schuhmacher von Anghiari das Fest ihres Schutzheiligen (S. Crispino)

(6) „La vedetta aretina" vom 4. Juli 1914. In einem Leitartikel zu den Ergebnissen der Provinzialwahlen schreibt die radikale Zeitung, daß die Bauernklasse im Dorf „alle ihre verschiedenen Produkte absetzt: Eier, Geflügel, Obst; vom Handel mit Getreide, Gemüse, Vieh usw. ganz zu schweigen . . . Das Land ist bis jetzt vernachlässigt worden . . . Bedeutende Ortsteile sind bis heute ohne Zugangsstraße (Ponte alla Piera, Toppole usw.), und die vorhandenen Straßen sind in katastrophal schlechtem Zustand (Molin d'Agnolo, della Fossa). Im

Und von wem wurde die Gemeinde damals verwaltet?

Die Gemeinde wurde abwechselnd von den Sozialisten und den Radikalen verwaltet . . . sie ist eine der ersten Gemeinden, in denen die Sozialisten an der Macht waren. Schon 1909 gab es eine sozialistische Verwaltung, auch dreizehn war die Verwaltung sozialistisch . . . Eine Zeitlang waren sie von den Radikalen und Liberalen verdrängt worden, unter dem Bürgermeister Brizzi, der ein alter Schlawiner war . . .

Und wie war das Leben im Ort, sagen wir das politische und soziale Leben?

Was das politische Leben betrifft: es gab gute Organisationen, vor allem den Bauernverband, den Landarbeiterverband; Landarbeiter und Erdarbeiter gab es sehr viele: mindestens drei-, vierhundert, das war schon ein ganz schönes Potential! . . .

Also gab es schon 1913 diese politischen und gewerkschaftlichen Organisationen. Und wie war der Sozialstatus, das heißt, wie waren die Lebensbedingungen der Leute?

Es herrschte ziemlich großes Elend: nicht wenige Familien lebten in Verhältnissen . . . aber da gab es auch verschiedene karitative Einrichtungen der Gemeinde, dann die Bruderschaft, die Misericordia, die in solchen Fällen Unterstützungen gaben.

Wenn man nun einen Vergleich zwischen den allgemeinen Lebensbedingungen in der Gegend und den Bedingungen anstellt, in denen die beiden Familien, die Familie Probos und diejenige Adalgisas, lebten.

Von diese Familien kann ich sagen, daß sie mehr oder weniger gleichrangig waren . . .

Winter sind sie unpassierbar, jedes Fahrzeug bleibt im tiefen Schlamm stecken: es gibt nur wenig Schotter und an den falschen Stellen, außerdem wird er meist erst im April verteilt."

Und im Vergleich zur übrigen Bevölkerung?

Im Vergleich mit den anderen Familien . . . waren sie wohlhabend. Was man eben vergleichsweise als wohlhabend bezeichnen kann . . . auch bildungsmaßig: die Mutter war Lehrerin, der Vater . . . Die allgemeine Lage war die: großes Elend bei den Armen, dann gab es ein paar wohlhabende Familien und etwa zehn größere Güter hier in der Umgegend, wo viele Leute aus dem Ort oder der Umgebung arbeiteten: als Bedienstete, Unterverwalter, Kellermeister usw.

Was wurde in der Landwirtschaft denn vor allem produziert?

Vor allem wurde Weizen und Wein produziert . . . sehr viel. Wenige andere industrielle Dinge . . . Tabak, viel Tabak. Wir produzierten sehr viel Tabak, den wir waren eine Gemeinde mit einer der größten Zuteilungen an Tabakpflanzen . . .

Und wie war die Landwirtschaft organisiert? Wie wurden die Arbeitskräfte beschafft?

Es ging alles über Halbpacht. Tagelöhner gab es nur auf den großen Gütern wie der „Barbolana", wo es das auch heute noch gibt. Der Rest war Halbpacht . . . die Verträge waren eben wie sie waren. Da war natürlich noch keine Rede von Beteiligung . . . das kam erst später. Damals ging der Bauer eben zu seinem Herrn und sagte: „Ich muß für meine Kleinen Schuhe machen lassen, wie soll ich das machen?" Und der Herr streckte ihm Geld vor und trug alles in den Vertrag ein . . . Wenn er ihm vielleicht fünf gab, so schrieb er dafür zehn ein . . . ganz schlau . . . der Bauer hatte nie etwas bei seinem Herrn gut, wenn er wegging, er hatte immer nur Schulden . . .

Ich glaube, daß wir nun genug gehört haben, es sei denn, du wolltest noch etwas hinzufügen als Einwohner von

Anghiari, als ehemaliger Bürgermeister. Wenn du als Bürger heute über das Schicksal der Adalgisa Conti nachdenkst, was kannst du darüber noch sagen?

Nun, ich glaube, daß da ein Verbrechen begangen worden ist . . . ja, meiner Meinung nach ist das ein Verbrechen gewesen . . . denn diese Frau hätte wieder eingegliedert werden können . . . sie hätte besser behandelt werden müssen und nicht in diesem Lager gehalten werden dürfen . . . heute ist es dort nicht mehr so . . . ich war schon in Arezzo, zu meinem Unglück habe ich einen Bruder . . . es ist heute besser, aber für mich ist es immer noch ein Lager.

Wenn du jemanden da hineinschickst, dann ist es aus und vorbei mit ihm . . . vor allem bei den Behandlungsmethoden von damals . . . wer weiß, was diese arme Frau gedacht hat, als ihr ihre Lage klar wurde! Denn nachdem sie . . . ich weiß nicht, es heißt, sie hat in einem Augenblick der Verzweiflung versucht, sich umzubringen – heute gibt es so viele, die sich die Venen aufschneiden! – als der Augenblick dann aber vorbei war, war alles aus . . . absolut trostlos.

Sie hätte durchaus wieder in die Familie eingegliedert werden können. Diese Familie hätte sie aber, nach dem, was hier allgemein erzählt wurde, unter keinen Umständen wieder bei sich aufgenommen. Und ihre eigne Familie, die hat wohl an sie gedacht; als sie sie dann aber wirklich besuchte, war sie tatsächlich in der Zwischenzeit etwas merkwürdig geworden, da sagten sich diese Leute: „Wie sollen wir sie denn nach Hause holen, wer soll sie zu sich nehmen . . ." Adalgisa hatte zehn, fünfzehn Geschwister, eine ganze Bande war das. Ich bin überall welchen von ihnen begegnet, in Rom, auf dem Postamt von Arezzo, einige sind hier geblieben . . . Der Alte war Republikaner heißt es, wie im übrigen auch der Vater Probos ein Republikaner war, ein Garibaldi-Anhänger . . . aber sie sind allesamt Faschisten geworden: sowohl ihre Familie als auch seine Familie. Es heißt, daß einer ihrer Brüder, der damals ein kleiner Junge war wie ich – ich spreche jetzt von den Jahren 1919/20 – auf dem Land ringsum schon die Bauern provozierte, wenn er wußte, der oder jener ist ein Roter . . . seine Mutter stachelte ihn dazu an, sie sagte morgens zu ihm: „Steh auf und erfülle deine vaterländische Pflicht."

Er war ein richtiger Menschenfänger . . . furchtbar.

Die negierte Interpretation

> „. . . die Vergangenheit ist ein Luxus für Wohlhabende . . . man kann sich seine Vergangenheit nicht in die Tasche stecken, sondern man braucht ein Haus, um sie darin einzurichten."
>
> Jean-Paul Sartre

Als dem gegenwärtigen Abteilungsarzt Adalgisa Contis wurde mir der Vorschlag gemacht, einen Beitrag über die wissenschaftlichen Kriterien und deren historische und politische Grundlagen zu schreiben, die vor 65 Jahren zur Internierung dieser Frau geführt hatten. Ich sagte sofort zu, weil mich die Geschichte sehr faszinierte, fühlte aber bald ein Unbehagen, als ich merkte, daß man ja in Wirklichkeit ein in marxistischen Begriffen formuliertes und durch hinlänglich „alternative" Arbeitsmethoden abgesichertes *psychiatrisches Gutachten* von mir erwartete: ein Gutachten, mit dessen Hilfe Adalgisa Conti vor einem imaginären Gericht vollkommen freigesprochen worden wäre, während es die Heilanstalt und Psychiatrie ihrer Zeit gnadenlos verurteilt hätte – als die Ausführenden eines von dem gewalttätigen Ehemann und der repressiven, sexualfeindlichen Gesellschaft im Giolitti-Italien zu Anfang dieses Jahrhunderts bestellten Verbrechens.

Ich stellte mir die Frage, ob die Patientin einen solchen Rehabilitierungsprozeß wirklich gutgeheißen hätte, und selbst wenn: wie wäre verhindert worden, daß sich wieder ein Mechanismus in Gang gesetzt hätte, von dem sie unweigerlich erdrückt worden wäre?

Adalgisa Conti ist heute über neunzig Jahre alt. Durch ihre fast völlige Taubheit hat sie an all den Entwicklungen nicht teilhaben können, die die Anstaltswirklichkeit rings um sie von Grund auf verändert haben. Es läßt sich schwer oder vielleicht überhaupt nicht beurteilen, inwieweit ihr Schweigen durch das schlechte Gehör bedingt oder (auch) eine Alterserscheinung und Folge institutioneller Regression ist. Mit Gewißheit aber können wir sagen, daß sie nicht in der Lage ist, für sich selbst zu sprechen, unsere Analysen zu kritisieren, eventuelle willkürliche Urteile zu ändern und somit ihre bürgerlichen Rechte wenigstens zum Teil wieder wahrzunehmen, die man ihr im Augenblick ihrer Einlieferung in die psychiatrische Institution abgesprochen hatte. Die Gefahr einer neuen Vereinnahmung ihrer Person schien mir daher kaum vermeidbar. Im übrigen wären psychodynamische oder soziologische oder sonstwie objektivierende Interpretationen mit unserer Praxis und Erfahrung in Arezzo nicht vereinbar gewesen.

Ich sah also nur die Möglichkeit, alle Personen, die früher oder in den letzten Jahren innerhalb der Anstalt irgendwelche Beziehungen zu ihr gehabt haben, mit einzubeziehen. Es zeigte sich aber bald, daß es keine Mitpatientinnen gab, die etwas über sie erzählen konnten: das liegt einerseits an der erheblichen Regression der Patientin und ihrem Mangel an signifikanten Beziehungen zu anderen Kranken und andererseits auch daran, daß einige resozialisierte oder jüngere Patientinnen, die eher in der Lage gewesen wären, Auskünfte zu geben, entlassen worden sind und außerhalb der Anstalt eine Existenz gefunden haben.

Eine Gruppe von Pflegerinnen der Abteilung, in der Adalgisa Conti heute lebt, kennt sie seit vielen Jahren, und einige aus dieser Gruppe haben seit langem ein gutes Verhältnis zu ihr. Sie alle haben die Autobiographie gelesen und ein außerordentlich starkes Interesse daran gezeigt. So haben wir eine gemeinsame Diskussion darüber geführt, von der ein Tonbandprotokoll hergestellt wurde. Auf diese Weise konnten wir eine Praxis, die zu unserer alltäglichen Arbeit gehört, auch zur theoretischen Reflexion nutzen.

Damit bot sich uns gleichzeitig eine weitere Möglichkeit, das institutionelle System zu durchbrechen, innerhalb dessen jeder hierarchischen Rolle eine genau festgelegte Quantität an Wissen entspricht, die wiederum eine Einteilung in streng getrennte Machtebenen zur Folge hat. So ist es Adalgisa Conti durch ihre Autobiographie nach 65 Jahren gelungen, ihre verlorene Sprache wiederzufinden und die Institution zu zwingen, sich mit ihrem Standpunkt, ihrem Wertsystem, ihrer Kultur, nämlich mit der von ihr geschriebenen Geschichte ihres Lebens und ihrer „Krankheit" auseinanderzusetzen. Wir haben damit zum erstenmal das biologische Faktum eines Körpers, der am Leben erhalten, ernährt und gepflegt werden muß, wieder mit seiner peinlich in die Karteien einer psychiatrischen Heilanstalt verdrängten und dort lebendig begrabenen Geschichte vereint.

Die nun folgende Diskussion bedarf keines weiteren Kommentars. Ich möchte ihr nur folgende Bemerkung voranstellen: Wir haben für diese Arbeit sehr viel mehr Zeit gebraucht, als man normalerweise annehmen könnte, denn es ist für uns außerordentlich schwierig, neben unserer alltäglichen Arbeit irgendeine Initiative zur theoretischen Reflexion oder wissenschaftlichen Arbeit zu ergreifen, die nicht auf das unmittelbare Ziel der Befriedigung von bestehenden Bedürfnissen oder der Entwicklung von Plänen zu einer solchen Befriedigung ausgerichtet ist.

Ich möchte nun zum Abschluß kurz die jüngsten Entwicklungen innerhalb unserer Institution beschreiben, in die Adalgisa Conti mehr „objektiv" einbezogen worden ist, als daß sie daran aktiven Anteil hatte.

Adalgisa Conti kam vor etwa drei Jahren in unsere Abteilung, die Frauenabteilung Beschäftigungstherapie, und zwar gemeinsam mit einer ganzen Gruppe zumeist sehr alter Patientinnen aus der Krankenabteilung oder Abteilung für „Chronische Fälle", die endgültig geschlossen worden war. Die Übersiedlung dieser Patientinnen war schrittweise erfolgt und durch lange Diskussionen zuerst mit dem Pflegepersonal und dann mit den bereits in unserer Abteilung lebenden Patientinnen vorbereitet worden, die in den Abteilungsversammlungen zuweilen Fragen stellten, durch die ihre furchtbare Angst vor dem Eintreffen der „Chronischen" zum Ausdruck kam, die sie auf keinen Fall bei sich aufnehmen wollten. Der Aufenthalt in der Abteilung Beschäftigungstherapie wurde noch immer als ein „Privileg" angesehen, was zum Teil reale Gründe hatte, denn an diesem Ort war die von der Anstalt ausgeübte Gewalt weniger deutlich spürbar (diese Abteilung gehörte auch zu den ersten, die von der neuen Leitung geöffnet wurden), zum Teil aber war die Reaktion der Patientinnen auch ein Überrest verinnerlichter Anstaltsideologie: diese Abteilung war den relativ selbständigen, „ruhigen" Patientinnen vorbehalten, die sich bereit und fähig zeigten, für die Institution zu arbeiten, letztlich also als „weniger krank" galten. Die Vorstellung eines Zusammenlebens mit Patientinnen aus der Krankenabteilung war für diese Frauen Anlaß zu größter Beunruhigung. Sie befürchteten – und das kam bei der Analyse dieses gemeinsamen Erlebnisses klar zum Vorschein – eine Art „Ansteckung".

Durch ständige Informationsarbeit, vor allem in den Abteilungsversammlungen, wobei auch die angeblichen Privilegien untersucht und in Frage gestellt wurden, gelang es nach einigen Monaten schließlich, die Schreckgespenster „Krankheit" und Tod zu zerstören, indem alle Personen aus der Krankenabteilung akzeptiert wurden.

Durch diesen Prozeß hatte sich gleichzeitig das Niveau der allgemeinen Rehabilitation erheblich gebessert, und in der ganzen Abteilung wurde ein starker Drang nach

„draußen" spürbar, der schließlich zur Einrichtung eines „Familienhauses" führte, in dem einige Frauen der Therapieabteilung seither wohnen.

Dennoch gab es und gibt es Personen, die von dieser fortschreitenden Rehabilitierung ausgeschlossen blieben, und zwar im allgemeinen solche, die schon zu alt sind, an deren Namen man sich nur noch mit Mühe erinnert, über die man wenig spricht, weil auch sie wenig sprechen, deren Geschichte man nicht kennt, weil sie „nie Geschichte gemacht haben". Mit ihnen beschäftigt man sich nur, wenn sie körperlich krank werden, das sind dann Augenblicke, in denen mir selbst bewußt wird, daß ich sie vernachlässigt habe. Dann versuche ich, das Versäumnis wieder gut zu machen, erkundige mich bei den Pflegerinnen nach ihnen, sehe in der Krankenkartei nach, die mir allerdings mit ihren nur spärlichen Informationen und dafür um so zahlreicheren Werturteilen und Etikettierungen: „oberflächlich . . . lästig . . . verstockt . . . zwanghaft . . . manisch . . . stereotyp . . ." dabei kaum von Nutzen ist. „Unangemessen" erscheint mir hier in der Tat die Kartei und nicht die Person, der diese Symptome nach Maßstäben eines von vornherein festgelegten diagnostischen Kunstgebäudes auferlegt wurden. Adalgisa Conti ist eine von ihnen oder vielmehr: sie war es bis zu dem Augenblick, in dem ihre Autobiographie entdeckt worden ist.

In diesen Jahren der gemeinsamen Arbeit mit den Patienten am Abbau der Anstaltsstrukturen haben wir gelernt, ein Delirium *auch* als eine Forderung zu verstehen, die Erregtheit eines Körpers als Ausdruck unbefriedigter Bedürfnisse zu sehen, eine verletzende Geste als Zeichen eines Freiheitsbedürfnisses zu erkennen und zu entdecken, daß Protest sich infolge erlittener sozialer Gewalt auch in Form eines Schuldgefühls ausdrücken kann; die Autobiographie Adalgisa Contis lehrt uns, daß auch ein von den Jahren ausgezehrtes Gesicht eine Geschichte hat, oft die

Geschichte eines verzweifelten Kampfes gegen ein von Gewalt und Ausschluß gezeichnetes Dasein.

An der Diskussion waren beteiligt:

Anna Orestini, 46 Jahre, arbeitet seit 18 Jahren in der Heilanstalt;

Annunziata Raffaelli, 59 Jahre, davon 42 Dienstjahre in der Heilanstalt;

Dina Burzi, 39 Jahre, 16 Dienstjahre;

Alda Fabrini, 46 Jahre, 15 Dienstjahre;

Luisa Fiacchini, 33 Jahre, 11 Dienstjahre;

Franca Guidelli, 49 Jahre, 15 Dienstjahre;

Margherita Giorgeschi, 45 Jahre, 14 Dienstjahre;

Alle arbeiten in der Frauenabteilung Beschäftigungstherapie. Außerdem nahmen an der Diskussion teil:

Luisa Reina, 32 Jahre, Sozialarbeiterin in der Abteilung, 3 Dienstjahre, und

Luciano Della Mea, 53 Jahre, seit eineinhalb Jahren Mitglied des Nationalen Forschungsrates an der psychiatrischen Heilanstalt von Arezzo.

Piero Jozzia

Diskussion

Orestini: Ich erinnere mich an Adalgisa Conti, als sie in der Krankenabteilung als „Quartigliera" (1) arbeitete, manchmal arbeitete sie gut, manchmal auch nicht, denn, na Sie wissen ja, sie machte auch so Schweinereien . . .

Jozzia: Was denn?

Orestini: Sie beschmierte sich die Haare mit Kot, das hat sie immer getan.

Jozzia: Haben Sie noch dort gearbeitet, als man anfing, die Krankenabteilung zu öffnen? (2)

(1) „Quartigliere" nannte man in den psychiatrischen Heilanstalten Italiens Patientinnen, die Hilfsarbeiten, meist Reinigungsarbeiten innerhalb der Abteilungen verrichteten. Manchmal dehnte sich das Arbeitsgebiet einer „Quartigliera" so weit aus, daß sie fast alle Aufgaben einer Pflegerin, einschließlich der Betreuung anderer (meist regredierter oder älterer) Kranker übernahm. Diese Arbeit, die wie alle übrigen Arbeiten innerhalb der Heilanstalt nicht bezahlt, sondern als „Therapie" (Ergo-Therapie) auferlegt wurde, trug nicht nur zum besseren Funktionieren der Institution bei, sondern führte auch zu einer gewissen Hierarchiebildung unter den Patientinnen; wer arbeitete, genoß höheres Ansehen bei den Pflegerinnen sowie kleine „institutionelle Privilegien". Dieses Phänomen gab es nicht nur wie hier beschrieben in den Frauenabteilungen, sondern ebenso auch in den Männerabteilungen.
Zum Thema Ergotherapie in der Psychiatrischen Heilanstalt von Arezzo siehe auch: C.A. Barna, Frauenkolonie: Langfristige Hospitalisierung und Macht, in: A. Pirella/D. Schlesak (Hg.), Sozialisation der Ausgeschlossenen, Praxis einer neuen Psychiatrie, Reinbek 1975, S. 150; C. Bondioli, Die landwirtschaftliche Kolonie, ebd., S. 147; I tetti rossi, Mailand 1978; A. Manacorda/V. Montella, La nuova psichiatria in Italia, Mailand 1977, S. 130-131

(2) Es handelt sich um die Krankenabteilung für Frauen, die auch Abteilung für „Chronische", „Sich Besudelnde" oder einfach „Der Bodensatz" genannt wurde. Vgl. dazu O. Affatati, Die Negation des Bodensatzes, in: Pirella/Schlesak, a.a.O., S. 172. Daraus ein Auszug: „Die Krankenabteilung ist in der traditionellen institutionellen Karriere des Anstaltsinsassen Endstation seiner psychophysischen Zerstörung. Schon die topografische Lage dieser Abteilung spricht für sich: Im rückwärtigsten Teil des Anstaltsgeländes verborgen, liegt sie in unmittelbarer Nähe der Leichenhalle. Hierher wurden die Patientinnen mit starken Regressionserscheinungen oder bei physischer Erkrankung während ihres Aufenthaltes in einer der „Unruhigen"-Stationen verlegt, und der einzige Weg hier heraus war der Tod. Denn für eine Heilung gab es aus mehreren Gründen keine Chance. In riesigen Schlafsälen standen die Betten so dicht nebeneinander, daß nicht einmal für einen Nachttisch Platz war; riesige Tagesräume, in denen sich alle Patientinnen drängten, deren einziger Ausweg nur in einer immer noch stärkeren Regression bestand, die durch Stereotypie der Bewegungen, Mutismus, chronisches Delirium, Bewegungslosigkeit oder starre, fetale Körperhaltung, Inkontinenz der Schließmuskeln, gewalttätige Verteidigung des eignen kleinsten Raumes gekennzeichnet war . . ."
Nicht zufällig begann der Abbau der Institution und die Rehabilitation der

Orestini: Nein, nicht mehr, das waren dann andere.

Della Mea: Aus dem Tagebuch des Arztes geht hervor, daß Adalgisa nach einigen Jahren ganz fröhlich wurde, daß sie sang, Kleider zerriß, um sich die Stoffetzen als Verzierung ins Haar zu stecken . . .

Orestini: Davon weiß ich nichts, ich war nur kurz in der Krankenabteilung, nur drei Jahre.

Jozzia: Hat sie geredet?

Orestini: Wenn sie von jemandem angesprochen wurde, antwortete sie bereitwillig, aber von sich aus sprach sie nicht.

Jozzia: Und Sie, Annunziata Raffaelli, können Sie sich irgendwie an Adalgisa erinnern?

Raffaelli: Ich erinnere mich nur an wenig aus der Zeit, als ich auf der Krankenstation war. Sicher, eine sehr pünktliche Person war sie nicht gerade: sie beschmutzte sich, arbeitete auch schlecht: wenn die Betten schmutzig waren, hat sie sie nicht in Ordnung gebracht.

Jozzia: Und Sie Alda Fabrini, sind Sie auf der Krankenstation gewesen?

Fabrini: Auch ich war nur kurz dort.

Jozzia: Wie findet ihr die Geschichte, die Adalgisa Conti geschrieben hat, die Geschichte ihres eignen Lebens?

Raffaelli: Diese Geschichte ist sehr schön: sie erzählt

Kranken in den letzten Jahren gerade in den beiden Krankenabteilungen für Männer und Frauen. Man zerstörte den Mythos von der „Unrettbarkeit" des Geisteskranken gerade an dem Ort, an dem er sich angeblich am „objektivsten" bewiesen hatte und war sich dabei der Tatsache bewußt, daß man den Mechanismus des sozialen Ausschlusses dann am besten durchbrechen kann, wenn man an dem Punkt, an dem sich seine extremsten Auswirkungen zeigen, ansetzt. Die beiden Krankenstationen sind jetzt seit ein paar Jahren geschlossen. Die Personen, die sich früher dort befanden, wurden entweder zu ihren Familien entlassen oder in Altersheime gebracht; ein Teil von ihnen lebt jetzt in besseren Abteilungen innerhalb der Heilanstalt oder in „Familienhäusern". Die Räume, in denen sich die beiden Krankenabteilungen einst befanden, werden gegenwärtig zu Schulräumen für die Bevölkerung von Arezzo umgebaut. Zu der in den letzten Jahren in diesen beiden Abteilungen geleisteten Arbeit vgl. auch A. D'Arco, Dalla morte dell'individuo alla morte del Reparto, in: Fogli di informazione, Nr. 14, Pistoia, ed. Centro di Documentazione; I tetti rossi, a.a.O.: Mancorda/ Montella, a.a.O., S. 129-136

ihr ganzes Leben, wie sie mit ihrem Mann gelebt hat ... wie sie gelitten hat ... mehr Liebe wollte ... während ...

Jozzia: Wissen Sie, wie die Geschichte mit dem Ehemann ausgegangen ist?

Raffaelli: Ich weiß nur, daß er in Anghiari gestorben ist, er war Faschist und hatte sich in einer Kaserne versteckt ...

Della Mea: Er war von den Partisanen und den Carabinieri festgenommen und in Anghiari inhaftiert worden. Nur hatten die Deutschen bei ihrem Rückzug aus Anghiari das Gefängnis unterminiert, so daß es in die Luft flog, wobei achtzehn Personen, Gefangene und Carabinieri, umkamen. Dieser Mann und zwei seiner Söhne, Kinder seiner zweiten Frau, die ebenfalls Faschisten waren, befanden sich unter ihnen. Einer von den beiden war mit Waffen erwischt worden. Vater und Söhne starben.

Jozzia: Aus allen Berichten der Leute von Anghiari, die diesen Mann gekannt haben, geht hervor, daß er ein sehr gewalttätiger Mensch war.

Raffaelli: Adalgisa beschreibt das ein wenig in ihrer Geschichte, daß er böse war, sie hat keinen Mann bekommen, mit dem sie sprechen, den sie lieben konnte ...

Jozzia: Das stimmt, aber Adalgisa beschreibt nie Gewalttätigkeiten des Ehemannes ihr gegenüber, warum wohl?

Raffaelli: Er war ein ziemlich störrischer Mann, das sagt sie auch, sie hatte eben Angst vor ihm.

Burzi: Sie wird eben Angst gehabt haben, ein solcher Mann hätte sie ja prügeln können, sie war gewiß ein etwas kränkliches Wesen, außerdem waren damals andere Zeiten ...

Jozzia: In ihrer Geschichte sagt sie aber nun fast alles über sich selbst, selbst die intimsten Dinge ... aber über die Gewalttätigkeit ihres Mannes spricht sie nie.

Reina: Sie spricht nie über die körperliche Gewalttätigkeit, aber über die seelische sehr wohl. Auch die Art, wie diese Frau behandelt wurde, ist sehr typisch, und so etwas hat es nicht nur früher gegeben: daß er nie zu Hause war ...

Raffaelli: Sie hat gewiß Angst gehabt, ihn zu verlieren. Ich verstehe es so, daß sie ihn sehr geliebt hat, das geht ja auch aus ihrer Geschichte hervor; aber irgendwie empfand sie auch etwas für den Arzt, der sie behandelte.

Jozzia: Kam so etwas in der alten Heilanstalt häufig vor?

Raffaelli: Wie meinen Sie das?

Jozzia: Nun, etwas, das auch heute vorkommt: daß einige Patientinnen bis zu einem gewissen Grad in ihren Arzt verliebt sind.

Raffaelli: Ja, es gab Patientinnen, die in gewisse Ärzte sehr verliebt waren. Von einer habe ich es oft zu hören bekommen, sie behauptete immer, ich wäre die Geliebte des Arztes, und am Morgen schlug sie sogar auf mich ein! „Was machen Sie denn da?" fragte ich sie. Und sie darauf: „Heute nacht warst du mit dem Doktor im Bett!"

Burzi: Eine Zeitlang hat diese Patientin Sachen gekauft, Nachthemden, Garnituren, weil sie sich einbildete, sie würde den Doktor heiraten. Wenn Sie wüßten, wie oft sie ihn auf dem Balkon stehend erwartet hat!

Jozzia: Glauben Sie, daß das heute anders ist?

Raffaelli: Wissen Sie, wie das war? Dieser Arzt war höflich und freundlich zu den Kranken, und so haben sie sich in ihn verknallt.

Jozzia: Aber wie kommt ihr darauf, daß Adalgisa in Dr. Viviani verliebt gewesen ist?

Raffaelli: Dr. Viviani war ein mittelgroßer . . . eher kleingewachsener Mann mit einem runden Bauch, einem schönen Schnauzbart. Er hatte ein schönes Gesicht, an Körpergröße fehlte es ihm eben . . . , dennoch, er lächelte immer, wenn er während der Visite mit seiner ganzen Schutztruppe bei einer Patientin stehenblieb . . .

Jozzia: Was ist denn die Schutztruppe?

Raffaelli: Das waren wir, das Pflegepersonal. Sehen Sie, damals als man noch sehr, sehr wenig mit Pharmaka machte, gab es noch wirklich aggressive Verrückte.

Jozzia: Aber wie funktionierte denn diese „Schutztruppe"?

Raffaelli: Das ging so vor sich: wir mußten in den Saal hineingehen, in dem sich die Patientinnen aufhielten: zuerst betraten die Pflegerinnen den Raum, und dann der Arzt. Konnte man uns da vielleicht nicht „Schutztruppe" nennen?

Della Mea: Und das war auch in den Frauenabteilungen so?

Raffaelli: Sie müssen wissen, daß die Frauen aggressiver waren als die Männer. Wenn damals ein Arzt in die Frauenabteilungen kam, sagte er, daß die Männer nie so unruhig seien.

Jozzia: Wenn man die Lebensbeschreibung Adalgisas liest, könnte man fast annehmen, daß Dr. Viviani anfangs sehr an dieser Frau interessiert war.

Raffaelli: Er wollte die Geschichte der Conti erfahren.

Fabrini: Fast möchte man meinen, sie habe auf Anregung des Arztes geschrieben.

Raffaelli: Ich kann mich erinnern, daß Dr. Viviani Adalgisa zusammen mit einer Pflegerin in sein Büro geholt hat, vielleicht weil sie ihm etwas zu verstehen gegeben hatte, und so ließ er sie bei sich schreiben . . .

Jozzia: Aber warum denn, konnte man in den Abteilungen nicht schreiben?

Raffaelli: Nein, das war nicht erlaubt.

Fabrini: Auch ein Federhalter konnte eine Waffe sein.(3)

(3) Die Insassen der traditionellen psychiatrischen Heilanstalt durften nichts besitzen, also nicht einmal einen Federhalter, denn vom Standpunkt der psychiatrischen Ideologie in der Anstaltspraxis war der Geisteskranke „gefährlich"; jeder Gegenstand konnte demnach vom Patienten zum tätlichen Angriff auf sich selbst oder auf andere mißbraucht werden. Jahrelang haben sich die Patienten in unseren Vollversammlungen vor allem über die gewalttätige und erniedrigende Praxis der systematischen Durchsuchung beklagt, der sie früher zu bestimmten Tageszeiten unterworfen worden sind; man kontrollierte, ob sie in den Besitz irgendwelcher Gegenstände gekommen waren. In der Dienstordnung der früheren „Unruhigen"-Abteilung heißt es: „Hiermit wird angeordnet, daß alle Kranken täglich durchsucht werden müssen. Mindestens zweimal

Burzi: Jedenfalls mußte eine Pflegerin dabeisein, die auf sie aufpaßte, während sie schrieb.

Della Mea: So hat sie diese Geschichte also in Anwesenheit einer Pflegerin geschrieben!

Jozzia: Wenn eine Person etwas schreiben wollte, wurde sie von einer Pflegerin zur Direktion, in das Arztzimmer geführt, und die Pflegerin blieb dabei, bis die Patientin fertiggeschrieben hatte, dann kehrten beide in die Abteilung zurück, und der Brief blieb in dem Zimmer des Arztes . . .

Fabrini: Ja, und einige Briefe wurden nie abgeschickt: wenn den Ärzten irgendetwas nicht paßte, wurden sie nicht abgeschickt.

Burzi: Dasselbe geschah mit der eingehenden Post für die Kranken: sie wurde immer zuerst vom Arzt geöffnet, der wollte wissen, was darin stand . . .

Raffaelli: Es herrschte praktisch Zensur.

Fabrini: Eine Kranke konnte ja einen Brief mit einer Unterschrift abschicken, die von ihren Familienangehörigen für ein Dokument oder so etwas ähnliches ausgenutzt wurde. Vielleicht hat man die Briefe deshalb nicht abgeschickt. Auch wenn „Besuchszeit" (4) war, schärften uns

wöchentlich müssen auch die Betten, die Geräte und jeder Winkel durchsucht werden, der als Versteck für Gegenstände dienen kann, die den Kranken verboten sind: Nägel, Glasscherben, Bindfäden. Einer ebensolchen Kontrolle müssen alle Dinge unterzogen werden, die die Kranken von außerhalb erhalten: Lebensmittel, Kleider-, Bücher- und Zeitungspakete." Zitiert bei: G.P. Guelfi, F. Oneto, P. Pesce, Dall'esperienza psichiatrica di Arezzo, Florenz 1975, S. 41-42. Vgl. auch P. Tranchina, P. Serra, A. D'Arco, Man kommt nicht als „Irrer" auf die Welt, in: Pirella/Schlesak, S. 167

(4) Die „Besuchszeiten" für Familienangehörige wurden in der traditionellen psychiatrischen Heilanstalt strengen Kontrollen unterworfen. „Bei Verwandtenbesuchen war immer mindestens ein Wärter zugegen, der genau überprüfte, daß keine verbotenen Gegenstände übergeben wurden und die Kranken ihren Besuchern keine Briefe, womöglich Briefe, in denen sie sich beklagten, zustecken . . . Mehr als sieben „Gespräche" gleichzeitig durften nicht stattfinden, da sonst keine entsprechende Kontrolle mehr möglich gewesen wäre. Durch diese Verfügungen wurden die Angehörigen gezwungen, Schlange zu stehen; an Feiertagen dauerte die Besuchszeit auf diese Weise nur etwa fünfzehn Minuten. An den wichtigsten Feiertagen wurden zusätzliche Räume für diese „Gespräche" zur Verfügung gestellt, zu deren Überwachung auch Personal eingesetzt wurde, das zum allgemeinen Dienst gehörte." P. Tranchina, P. Serra, A. D'Arco, Inquieti non si nasce, in: Fogli di informazione, Nr. 14, a.a.O.

die Ärzte ein: „Gebt acht, daß die Kranken nie ein Stück Papier unterschreiben."

Reina: Aber die Unterschrift von Anstaltinsassen war doch ungültig, daher konnten auch die Verwandten damit gar nichts anfangen. Früher waren doch alle Insassen „zwangseingeliefert" (5) und damit entmündigt, so daß ihre Unterschriften nichts wert waren.

Burzi: Auch die Sachen, die von den Familienangehörigen gebracht wurden, mußten von uns genau untersucht werden, es konnte ja in den Päckchen, den Brötchen irgendetwas drin sein ...

Jozzia: Eine Feile vielleicht!

Burzi: Wenn eine Patientin eingeliefert wurde, zog man sie zuerst einmal nackt aus und badete sie, gleichzeitig wurde aber genau kontrolliert, ob sie nicht irgendetwas am Körper versteckt hatte.

Raffaelli: Ich bedauere es, daß ich diese Zeiten miterlebt habe, aber so war es eben damals.

Orestini: Erinnert euch doch nur einmal daran, welche Bedeutung für uns die Schlüssel hatten! Noch heute fühle ich sie! Mit ihnen kam man überall hinein und hinaus, und immer wurde man von der Angst verfolgt, daß man sie verlieren und eine Kranke sie an sich nehmen und auf diese Weise entfliehen könnte. In Wirklichkeit war es ziemlich schwierig, sie zu verlieren, denn sie waren mit einer Kette an diese derben Kittel gebunden, die wir trugen. Und zwar, damit sie uns nicht weggerissen werden konnten ...

Fabrini: Wir trugen dieselben derben Kittel wie die Kranken ...

(5) Die Zwangseinlieferung in eine psychiatrische Heilanstalt nach dem italienischen Gesetz aus dem Jahre 1904 bedeutet für den Patienten nach einer Beobachtungsperiode und der Bestätigung seiner Krankheit durch den Anstaltsarzt die Verwahrung in der Anstalt. Damit einher geht der Verlust der bürgerlichen Rechte einschließlich des Rechtes, das eigne Vermögen zu verwalten, ebenso der Verlust des Wohnsitzes, so daß auch auf diesem Wege der soziale Ausschluß des Patienten sanktioniert wird.

Della Mea: Hatten die nicht irgendein Unterscheidungszeichen . . .

Fabrini: Das kam erst später, als ich hier eintrat, trugen wir dieselben derben Kittel wie die Kranken . . .

Della Mea: Ich möchte noch einmal auf das zurückkommen, was Luisa Reina über die Mißhandlungen sagte, denn der ehemalige Bürgermeister von Anghiari sprach in seinem Interview ebenfalls von Mißhandlungen, ohne allerdings Genaueres darüber zu sagen, ob dies gewalttätige Mißhandlungen waren, ob der Ehemann sie verprügelte oder was sonst. Es ist sehr gut möglich, und in ihrer Geschichte kommt das zum Ausdruck, daß sie in diesem Haus gewissermaßen wie eine Gefangene lebte. Jedenfalls herrschte darin der Vater ihres Mannes, und wenn sie zum Beispiel ein Essen zubereitet hatte, das ihm nicht schmeckte, so schalt er dafür nicht sie, sondern seine Ehefrau, die Carlotta. Wahrscheinlich mußte Adalgisa, wie das früher so üblich war, dazu schweigen. Als ich klein war, durfte ich bei Tisch nicht reden, und wenn ich Wasser trinken wollte, mußte ich sagen: „bitte das Wasser".

Reina: Aus der Autobiographie geht hervor, daß dieser Pippo, also ihr Schwiegervater, alles beherrschte, und daß die Carlotta, seine Frau, die Frauen unter sich hatte, so unterstand Adalgisa Carlotta, die ihrerseits ihrem Ehemann Pippo unterstand. Zu den Kompetenzen der Frau gehörten ausschließlich weibliche Angelegenheiten. Auch das, was Adalgisa über die Tätigkeit der Carlotta schreibt, nämlich über all die Strick- und Häkelarbeiten, die sie machte: Auf dem Briefkopf der Firma steht zwar der Name der Druckerei, aber es steht da auch derjenige eines Strickwarenbetriebes, was doch wahrscheinlich bedeutet, daß Carlotta über eine gewisse Machtstellung verfügte, da sie zum Familieneinkommen beisteuerte.

Jozzia: Was du über die Hierarchie der patriarchalischen Familienstruktur sagst, ist sehr richtig. Wann immer aber

Adalgisa über ihre Schwiegermutter spricht, tut sie das in freundlichen Worten, was doch auf eine gewisse Solidarität der Frauen untereinander schließen läßt.

Della Mea: Als ich die Biographie teilweise abgeschrieben hatte und einige von euch sie Adalgisa zu lesen gaben, hat sie, wie ich hörte, nur schroff gesagt: „Das ist ein schöner Name", als sie auf den Namen ihres Mannes stieß, während sie sich an ihre Schwiegermutter mit einer gewissen Anhänglichkeit erinnerte, die ja auch in der Autobiographie als eine ziemlich freundliche und liebenswürdige Frau beschrieben wird, die nett zu ihr war, auch wenn Adalgisa in der Familie überhaupt nichts zu sagen hatte.

Jozzia: Erscheint euch nun dieses Verlangen Adalgisas nach zärtlicher, aber auch sexueller Zuwendung des Ehemanns als das einer gestörten Person oder nicht?

Raffaelli: Ich meine, ihre Forderung war berechtigt, denn offenbar gab es ja bei ihnen keine richtige Beziehung zwischen Mann und Frau. Mag sein, daß sie dabei leicht übertrieben hat.

Reina: Wenn wir aber nun einmal davon ausgehen, daß sie in der Autobiographie einfach alles niederschrieb, was ihr so durch den Kopf ging, auch ihre ganzen Phantasien und unüberlegten Einfälle, daß sie also alles erzählte, was ihr in den Sinn kam . . . Es besteht ja doch ein Unterschied zwischen dem, was man, und zwar nicht nur als Frau glaubt, den anderen erzählen oder vor ihnen zugeben zu können und all dem, was einem so durch den Kopf geht. Ich habe den Eindruck, daß Adalgisa alles erzählt hat, alle ihre Phantasien, auch die unausgegorensten Gedanken . . . Wenn man nun also berücksichtigt, daß sie all das erzählt hat, glaubt ihr da, daß sie zu stark auf den Sex fixiert war? Daß sie zuviel verlangte, oder vielleicht doch nicht?

Orestini: Es sieht so aus, als habe er versagt, als habe dieser Ehemann ein wenig versagt . . . oder vielleicht stellte sie auch etwas übertriebene Ansprüche . . .

Raffaelli: Möglich, daß sie zuviel verlangte, gleichzeitig aber wurde sie im höchsten Maße vernachlässigt.

Jozzia: Die Schuld dafür, daß sie vernachlässigt wurde, nimmt sie nun aber voll und ganz auf sich. Sie geht sogar so weit zu sagen: „Ich bin die Schlimmste von allen".

Raffaelli: Ich würde sie nicht verurteilen.

Jozzia: Aber habt ihr als Frauen die Erfahrung gemacht, daß auch ihr bei Problemen mit dem Ehemann denkt, die Schuld liege immer irgendwie bei der Frau?

Raffaelli: Nein, ich würde die Schuld ebenso dem Ehemann geben?

Fiacchini: Also wenn ich mit meinem Mann streite, nehme ich die Schuld nie auf mich, schuld ist immer er.

Jozzia: Aber meinen Sie das auch im Innersten?

Fiacchini: Auch im Innersten.

Orestini: Adalgisa dagegen nimmt die ganze Schuld auf sich, dabei deutet alles darauf hin, daß der Ehemann sie auch in diesem Punkt vernachlässigte . . .

Fiacchini: Mag sein, daß sie in diesen Dingen übertrieben war, daß ihr Mann sie nicht befriedigt hat, daß sie mehr von ihm erwartet hat und sich alles mögliche einfallen ließ.

Jozzia: An einer bestimmten Stelle schreibt sie, wenn sie selbst keine Lust empfunden habe, habe auch der Ehemann keine Lust empfinden können.

Raffaelli: Wie sollen wir das beurteilen können, wenn wir nicht wissen, wie ihr Intimleben war?

Della Mea: Aus der Autobiographie geht immerhin einiges hervor: er war ein Mann, der nie zu Hause blieb, auf die Jagd ging, ins Café, außerdem schildert sie noch ein ziemlich schwerwiegendes Detail: an jenem Morgen, an dem sie eine Reihe von Vorkehrungen für ihren Selbstmord trifft, liegt der Mann offenbar im Bett, mindestens am Anfang, und schläft; sie geht zu ihm, küßt ihn, aber er reagiert überhaupt nicht, ja er steht dann auf und geht weg, vermutlich auf die Jagd. Es gelingt Adalgisa, allerdings unter ständigen

Selbstvorwürfen, ihn in ihrer Geschichte ein wenig mit Ironie zu behandeln . . . im übrigen hatte sie eine unregelmäßige und spärliche Menstruation, die für sie ein großes Problem war und die sie vermutlich mit irgendwelchen organischen Mißbildungen bei sich erklärte.

Reina: Damit nicht genug, sie gibt sich sogar an dieser unregelmäßigen Menstruation selbst die Schuld, gleich am Anfang der Autobiographie erklärt sie diese Tatsache damit, daß sie „schon als kleines Mädchen onaniert" hat. Da wird also die Onanie, die Lust, die man sich selbst bereitet, als etwas gesehen, das sogar zu Mißbildungen führen kann.

Fiacchini: Wenn sie nun aber mit ihrem Mann nicht zufrieden war, warum schloß sie daraus, daß auch ihr Mann mit ihr nicht zufrieden war?

Raffaelli: Weil er nicht auf sie einging . . . sie sah, daß er sich nicht entsprechend verhielt . . .

Reina: Sie sagt ja nicht, daß der Ehemann bestimmt auch keine Lust empfand. Sie sagt, daß sie selber keine Lust empfand und vor dem Ehemann vorgab, doch Lust zu empfinden, damit dieser ihr nicht vorwerfen konnte: „Was ist, bist du aus Stein, daß du nichts fühlst?" Außerdem erwähnt Adalgisa, sie habe darüber mit ihrer Freundin gesprochen, die sagte, daß sie es ebenso hielt, daß auch sie ihrem Ehemann erzählte, daß es ihr gefiele, obwohl das in Wirklichkeit gar nicht stimmte, andernfalls würden aber die Ehemänner wütend. Daher steht in der Autobiographie: „Da ich nur so tat, ist es möglich, daß auch mein Mann nur so tat."

Della Mea: Es gab nicht viel Kommunikation in den intimen Beziehungen, das stimmt, aber ich glaube, daß sie auch allgemein keinen sehr vertrauten Umgang mit ihrem Mann hatte. Haltet ihr es denn für richtig, mit dem eigenen Partner auch über die sexuellen Probleme zu sprechen?

Raffaelli: Mit meinem Mann ja, mit ihm kann man darüber sprechen.

Fiacchini: Ich aber nicht. Ich mache das nicht.

Raffaelli: Oh, die Züchtige!

Fiacchini: Laß das doch jetzt, wo wir die Aufnahme machen . . .

Jozzia: Lassen wir jetzt einmal die rein sexuellen Probleme beiseite und sprechen wir über ihre Beziehung im allgemeinen: es ist doch ganz deutlich, daß zwischen diesen beiden Personen überhaupt keine Beziehung bestand. Dies läßt sich zum Teil mit seinem, zum Teil mit ihrem Charakter erklären, aber auch wenn wir die Beziehungen zwischen Carlotta und dem Schwiegervater sehen, so entsteht doch der Eindruck, daß ganz allgemein damals die Beziehungen zwischen Ehemann und Ehefrau, zwischen Mann und Frau nicht sehr eng waren. Was könnten die Älteren unter euch dazu sagen: wie waren eure Familien? An was erinnert ihr euch?

Raffaelli: Wenn man die sexuelle Seite wegläßt, dann war es eine Familie, in der sehr viel Kontakt untereinander da war, man redete über die Probleme im Haus, über das Einkaufen, über das, was wir im Haus zu tun hatten . . .

Fiacchini: Über Probleme, die das Haus betreffen, spreche ich mit meinem Mann nie, er ist sehr verschlossen . . .

Jozzia: Ich persönlich habe den Eindruck, daß die Geschichte Adalgisas eine Geschichte ist, die sehr oft vorkommt, ohne allerdings in der Heilanstalt zu enden: Geschichten, die innerhalb der vier Wände bleiben und nicht so furchtbar enden wie diejenige Adalgisas.

Raffaelli: Vor einigen Jahren gab es hier in der Anstalt den Fall einer Frau, die ich schon von klein auf kenne. Ihr Leben war vielleicht nicht so schlimm wie dasjenige der Conti, aber auch sie hat sehr gelitten. Sie war ein hübsches Mädchen mit einem „Madonnengesicht", sehr still, fast immer schweigsam, andererseits arbeitete sie als Verkäuferin in einem Geschäft und konnte also mit den Leuten umgehen. Dann heiratete sie, und ihr Mann verschleppte sie auf einen Hügel oberhalb von Staggiano, wo sie fern von der Gesellschaft ohne eine Menschenseele lebten. Da wurde sie allmählich krank, und als sie bei uns eingeliefert worden war, kam er sie besuchen, aber sie wollte ihn auf keinen Fall sehen, sie wollte nur die Kinder sehen. Jetzt ist sie entlassen worden, weil es ihr ganz gut geht, und sie lebt allein. Sie kann einem leid tun. Die Kinder wollen nichts von ihr wissen, denn sie sind bei ihrem Vater geblieben. So ist diese Frau also ganz allein und muß darum betteln, hin und wieder ihre Kinder sehen zu dürfen, die sie ablehnen. Wer ist jetzt daran schuld?

Jozzia: Dann kann man doch sagen, daß es einen Unterschied zwischen dem Wahnsinn der Männer und demjenigen der Frauen gibt?

Orestini: Wenn die Frau in diesem Fall krank geworden ist, so hatte sie damit zum Teil auch recht!

Jozzia: Wird eine Frau also schneller verrückt als ein Mann?

Orestini: Das kommt darauf an, denn auch ein Mann kann schnell verrückt werden.

Reina: Ich glaube, daß man die Frage anders stellen muß: aus der Geschichte Adalgisas geht hervor, daß sie sich selbst für anormal hielt, für verrückt und merkwürdig, weil sie unter dieser Situation zu Hause litt. Sie beschreibt ihre Beziehungen zu Probo und die Beziehungen zwischen Carlotta und ihrem Schwiegervater wie normale Dinge. Das Anormale dabei scheint ihr zu sein, daß sie selbst sich schlecht fühlt. Sie erzählt die Dinge so, als wollte sie sagen: die Dinge sind eben so, und ihr behagen sie nicht, daher muß sie verrückt sein.

Orestini: Am Anfang, als Adalgisa hier eingeliefert wurde, schien sie, nach dem zu schließen, was sie zu Papier brachte, gar nicht so . . . sie drückte ihre Gedanken, ihre Wünsche aus, aber sie erweckte doch nicht den Anschein von . . .

Della Mea: Ich würde dazu gern eines sagen. Wir dürfen nicht vergessen, daß sowohl die Familie Adalgisas, als auch die Familie ihres Mannes Kleinbürger waren, vergleichsweise sogar wohlhabend, und in ihrem Dorf etwas galten. Ich habe in meinem Dorf in der Gegend von Lucca meine Erfahrungen gemacht, dort ist die Beziehung zwischen Mann und Frau anders. In fast allen Fällen regiert dort nämlich die Frau, wenn sie dafür auch einen erheblichen Preis zahlt, weil der Mann für alles zuständig ist. In Wirklichkeit aber ist die dominierende Person, auch was Geldfragen angeht, die Frau. Ich erinnere mich zum Beispiel an die Schwester meines Großvaters. Später hörte ich dann auch etwas über meine richtige Großmutter. Sie war in eine Familie von Halbpächtern gekommen, in der es drei Brüder gab, von denen sie einen geheiratet hatte. Die anderen beiden waren ebenfalls in sie verliebt, und emigrierten dann nach Brasilien. Dann starb der erste Mann, der zweite Bruder kam zurück, und sie heiratete ihn. Und nach dem Tod des zweiten Bruders heiratete sie dann den dritten. Sie brachte eine Unmenge Kinder zur Welt und beherrschte alles allein. Man hörte nur ihre Stimme, sie war eine sehr energische Frau.

Jozzia: Ich möchte ganz gern etwas über die Gespräche hören, die ihr mit Adalgisa nach der Lektüre ihrer Geschichte geführt habt.

Guidelli: Wir saßen eines Abends mit ihr zusammen, und es kam die Rede darauf, weshalb wir noch nicht einmal ihre Krankenkarteikarte gekannt hatten, und eigentlich mehr aus Neugier fragten wir sie dann „Wo ist Probo?" oder „Wer ist Probo?" Zuerst brummelte sie nur irgendetwas vor sich hin, dann aber sagte sie: „Probo? Der hübsche junge Mann? Er ist in der Druckerei, er hat so viel zu tun, er hat immer so viel zu tun." Darauf wir: „Bist du also froh, daß du ihn geheiratet hast?" Und sie: „Habe ich ihn geheiratet? Nein! Er hat mich geheiratet."

Giorgeschi: Als der Fotograf kam, um sie für das Buch aufzunehmen, hat sie wie eine Porzellanminiatur gewirkt, so graziöse Bewegungen machte sie, sie zierte sich und war sehr liebenswürdig und freundlich . . .

Jozzia: Hat sie denn mitbekommen, daß sie fotografiert wurde?

Giorgeschi: Ja, sie hat es mitbekommen, das merkten wir ihrer Haltung an.

Della Mea: In dem Buch werden fünf Fotos veröffentlicht: die ersten beiden, die sie mit 26 als eine sehr schöne Frau zeigen; auf den Fotos aus den Jahren 38 und 60 dagegen sieht sie erschreckend aus, von der Institution deformiert, auch physisch, denn sie war, zumindest im Gesicht, dick und grobschlächtig geworden . . . heute dagegen sieht sie aus, wie man sich beim Anblick ihres Bildes als 26jährige vorstellen konnte, daß sie einmal als alte Frau aussehen würde.

Giorgeschi: Jetzt sieht sie sehr nett aus, sie ist liebenswürdig in allem: bringt man ihr das Essen, ist sie immer freundlich, bedankt sich, was immer man tut, ist ihr recht, sie sagt uns, daß wir schön sind, daß wir tüchtig sind, sie ist in allem sehr zartfühlend.

Guidelli: Als Dr. Ciappi (6) kam – Sie wissen ja, daß sie die Manie hat, sich alles mögliche auf die Haare zu schmieren, Spaghettisauce, einfach alles . . . also damals überlegte man, ob sie sich vielleicht wünschte, ihre Haare zu färben. So ließ Dr. Ciappi ihre Haare rot färben. An jenem Vormittag hatte ich Dienst in der Aufnahmestation, wo die Friseuse arbeitet. Ich habe, glaube ich, den halben Vormittag damit zugebracht, Adalgisa zum Sprechen zu bringen, sie irgendwie zu unterhalten, während die Friseuse ihre Arbeit

(6) Fabrizio Ciappi war einer der Ärzte, die die (von Paolo Pesce und Onofrio Affatati begonnene) Rehabilitierungsarbeit der Krankenabteilung für Frauen fortführten, die 1975 mit der Auflösung dieser Abteilung abgeschlossen wurde.

machte. Als sie dann endlich fertig war, sagten wir: „Conti, schau doch mal, wie schön du aussiehst!" Da sah sie sich im Spiegel an mit dem Äuglein, das sie so ein wenig verdreht, und zuerst sagt sie nur „Mah! Mah!" und dann: „Oh, was für Haare!. Das müssen die Tabletten sein!"

Jozzia: Und das hat durchaus einen Sinn: denn als Largactil* in den psychiatrischen Heilanstalten eingeführt wurde, waren starke allergische Reaktionen zu beobachten: beim Personal löste es Hautrötungen aus und führte zu Dermatosen, und erst recht bei den Kranken . . .

Giorgeschi: Die Zunge war dadurch wie aufgequollen und gespalten, und es kam zu Hautausschlägen.

Jozzia: Auch heute noch führt Largactil zu Hautrötungen, vor allem, wenn der Patient sich der Sonne aussetzt.

Giorgeschi: Als ich hier eintrat, war Largactil erst wenige Jahre zuvor eingeführt worden, ich habe hier 1963 zu arbeiten begonnen.

Guidelli: Als sich die Conti also mit den roten Haaren im Spiegel sah, sagte sie: "Ich habe ja einen ganz schiefen Mund, ganz sicher habe ich heute nacht einen kleinen Schlaganfall bekommen, ganz sicher!" Aber trotz der rotgefärbten Haare machte sie weiterhin, was sie auch heute noch macht.

Della Mea: Hat sie Erinnerungen? Spricht sie nie über ihre Jugend?

Giorgeschi: Ich glaube, daß sie das sogar könnte, aber sie ist auf beiden Ohren taub, auf dem einen hört sie noch ein klein wenig und versteht ein bißchen. Wenn sie ein Hörgerät hätte, könnte man gewiß etwas bei ihr erreichen.

Jozzia: Es besteht der Plan, ihr ein Hörgerät zu geben, Luciano und ich haben darüber auch schon mit Pirella gesprochen.

Guidelli: Neulich hatte sie einen guten Abend, da hat sie

* Entspricht in der BRD Megaphen (A.d.Ü.)

uns verstanden und redete verständlich, aber natürlich braucht es seine Zeit, bis etwas aus ihr herauskommt, es ist nicht gerade so, daß sie am laufenden Band spricht.

Della Mea: Erinnert ihr euch an unser erstes gemeinsames Gespräch über die Geschichte Adalgisas? Auch damals saß sie da, lächelte ab und zu, rauchte sogar ein bißchen, und als eine der Pflegerinnen sie aufforderte, sich an irgendetwas aus ihrem Leben zu erinnern, da war sie anfangs ganz verwirrt. Dann aber fielen ihr die Bälle und Feste ein, die ihr gefallen hatten, und schließlich stand sie auf und machte mindestens zehn Minuten lang in ihrer graziösen Art Tanzschritte: Walzer, Polka, vielleicht auch den alten Springtanz, den Volkstanz aus der Provinz Arezzo. In dem Alter! Aber spricht sie denn nie über ihre Schwiegermutter, die Carlotta?

Giorgeschi: Wir haben einmal zusammen mit Maria Turchi (7) das Gespräch auf sie gebracht: Adalgisa sagte, daß Carlotta eine gute Frau war, eine schöne Frau, aber mehr sagte sie nicht.

Jozzia: Ich würde gern noch einmal auf die Krankenstation zu sprechen kommen: Ihr habt eine Zeitlang in einer anderen Abteilung gearbeitet. Wie hat die Krankenstation dann auf euch gewirkt, als ihr wieder dorthin zurückgekehrt seid?

Guidelli: Es war sehr viel besser geworden in der Abteilung, wir hatten mehr Zeit für alle unsere Damen, für unsere Gäste.

Jozzia: Gab es nun weniger Patientinnen dort?

Guidelli: Ja, es gab weniger.

Jozzia: Wohin sind die gekommen, die nicht mehr da waren?

Guidelli: Das ist ein etwas heikler Punkt. Einige von

(7) Maria Turchi ist Pflegerin in der Frauenabteilung Beschäftigungstherapie, wo sich Adalgisa Conti gegenwärtig aufhält.

ihnen waren nach Bucine (8) geschickt worden. Wir hatten alles versucht, um das zu verhindern. Einmal hat man uns dorthin geführt, damit wir diese Patientinnen besuchen konnten, aber ich glaube, die schlimmsten Sachen wurden uns dabei vorenthalten. Es hieß, Bucine sei eine Art Ghetto. Wir auf der Krankenstation haben auch unter der alten Anstaltsleitung viel gearbeitet, denn es gab solche, die mit der roten Schleife herumliefen, und solche wie wir, die dort arbeiten mußten.

Jozzia: Meinen Sie die Pflegerinnen?

Guidelli: Ja. Tatsache ist, daß wir pausenlos dort unten waren, das war unsere zweite Heimat geworden. Außerdem hatten wir natürlich gefühlsmäßige Bindungen.

Della Mea: Ich habe die Sache mit der roten Schleife nicht so richtig verstanden, was war das?

Giorgeschi: Nun, hier wie an allen Arbeitsstellen gab es eben Pflegerinnen, die gut angeschrieben waren und solche, die schlecht angeschrieben waren. Diejenigen, die auf der Sonnenseite standen, bekamen die besseren Posten und die anderen bekamen die schlechten Posten, dazu gehörten damals die auf der Krankenstation, denn nur drei Pflegerinnen für 120 Kranke, das war alles andere als ein Kinderspiel . . .

Jozzia: Die Sache mit der roten Schleife ist also so etwas wie ein Symbol für die Entlarvung diskriminierender Situationen, durch die andern wiederum irgendwelche Privilegien geschaffen wurden . . . Kehren wir aber zu dem zu-

(8) In dem Altersheim von Bucine, einer Gemeinde in der Provinz Arezzo, wurden bis vor wenigen Jahren immer mehr behinderte alte Menschen untergebracht. Dies führte zu einer Überfüllung, die das Personal überforderte, so daß eine angemessene Versorgung der Patienten nicht mehr gewährleistet war. Die Verwaltung beschloß daher einen weitgehenden Abbau der Institutionsstrukturen sowie einen Aufnahmestopp. Auf diese Weise hat sich in den letzten Jahren die Lage erheblich gebessert. Aus unserer Krankenabteilung für Frauen sind insgesamt acht Patientinnen aus ganz bestimmten Gründen dorthin verlegt worden, nämlich entweder auf persönlichen Antrag der Patientinnen oder weil Familienangehörige um eine Verlegung baten, da Bucine ihrem Wohnort nähergelegen ist als Arezzo.

rück, wovon wir vorher sprachen. Wie habt ihr die Abteilung angetroffen, als ihr dort wieder angefangen habt zu arbeiten?

Guidelli: Die Abteilung war sehr viel leerer geworden, es gab mehr Personal und daher mehr Zeit für die Kranken. Dr. Ciappi war schon weg, inzwischen war Dr. Affatati gekommen. (Vgl. Anm. 6).

Jozzia: Ich möchte gern wissen, welche Beziehung zwischen euch, den Kranken und den Ärzten nach Beginn der neuen offenen Anstaltsführung bestanden.

Giorgeschi: Als diese Ärzte kamen, begann eine neue Art von Beziehungen. Die alten Ärzte waren tüchtige Leute, wissen Sie. Sie machten ihren Rundgang in der Abteilung, aber sie ließen sich nie auf ein Gespräch mit jemandem ein, höchstens, daß sie mal eine Bemerkung machten. Die neuen Ärzte, die dann kamen, redeten mit den Kranken, ließen jeden zu Wort kommen, organisierten Versammlungen und dabei kamen so viele Dinge zum Vorschein. Auch mit den Pflegerinnen hatte ein Dialog begonnen, ich fühlte mich von da an viel besser.

Jozzia: Woran liegt das?

Giorgeschi: Nun, von euch fühle ich mich nicht eingeschüchtert: mag sein, daß ich irgendwie vorlaut bin, aber bei den anderen Ärzten mußte man immer kuschen und nur den Oberpflegerinnen nach dem Mund reden, wir hatten nicht etwa die Möglichkeit, selbst zu dem Doktor zu gehen und ihm irgendetwas zu sagen, das ging nicht.

Guidelli: Es gab auch gar keine Zeit, all die Dinge zu tun, die wir später gemacht haben: alle Kranken aus dem Bett zu holen, mit ihnen hinaus zu gehen, ich erinnere mich, daß wir ab und zu Orangensaft machten . . . also auf der Krankenstation da unten ging es uns dann wirklich gut, nur daß einige von uns nach Bucine versetzt wurden, und das war ein richtiges Ghetto . . .

Jozzia: Soviel ich weiß, kam nach Bucine nur, wer selbst

dorthin gehen wollte ...

Guidelli: Nein! Das waren ganz regredierte Personen, die, als sie gefragt wurden, eben ja sagten, auch wenn sie nicht wollten ... nein, nein, ganz gewiß nicht. Einige, ja, die konnten die Sache beurteilen und haben auch tatsächlich darum gebeten, dort hinzukommen, aber andere wurden einfach hingebracht, damit die Abteilung hier etwas leerer wurde, und weil das Altersheim von Bucine sie gern aufnahm, so konnte es nämlich ihre Rente einstreichen.

Jozzia: Und habt ihr nun bei Adalgisa eine Veränderung festgestellt, seit die Anstalt geöffnet worden ist?

Guidelli: Die neue Linie hat für sie keine wesentliche Veränderung mit sich gebracht, sie braucht nur noch ihr Essen, ihre Kleidchen ...

Jozzia: Sie hat sich immer aufgeputzt ...

Guidelli: Ja, mit Bonbonpapierchen. Wir haben tatsächlich immer geglaubt, sie sei früher mal Tänzerin gewesen ...

Giorgeschi: Sie schmückte sich ihr Haar, und an die Hände steckte sie kleine Ringe ...

Della Mea: Und wie ging es ihr körperlich?

Guidelli: Ich habe sie immer nur so gekannt.

Giorgeschi: Meiner Meinung nach hat sich die Conti in den vierzehn Jahren, die ich sie kenne, nicht verändert.

Guidelli: Sie hat von dem Wechsel nichts gemerkt, sie macht sich immer noch genau wie früher ihre kleinen Ringe, sie hat sogar einmal einen richtigen Ring bekommen, aber sie macht sich weiterhin ihre Ringe aus Garn.

Jozzia: Und ihre Freundschaft mit T. (9)?

Giorgeschi: Die besteht seit eh und je, ich habe die beiden immer nur zusammen gesehen.

Jozzia: Glaubt ihr, daß diese Zuneigung gegenseitig ist?

(9) T. ist eine Patientin aus der Frauenabteilung Beschäftigungstherapie, die ebenso wie Adalgisa Conti vorher in der Krankenabteilung war, wo sie gemeinsam mit ihr jahrzehntelang von dem Anstaltssystem unterdrückt worden ist.

Giorgeschi: Ja, haben Sie noch nie beobachtet, wie T. Adalgisa den Hof macht?

Jozzia: Was sagt sie dann zu ihr?

Giorgeschi: Sie fängt an zu singen und zu sprechen, dann nimmt sie sie in den Arm, umschwärmt sie, überschüttet sie mit Küssen, danach fängt Adalgisa an, nun ihrerseits T. zu streicheln und sie zu küssen . . .

Della Mea: Sind die beiden gleich alt, oder ist T. jünger?

Guidelli: Ja, sie ist jünger.

Jozzia: Es ist aber seltsam, daß Adalgisa sie im Arm hält . . .

Giorgeschi: Und morgens, wenn sie sich waschen, sich anziehen und darauf warten, daß man hinuntergeht, sitzt T. auf dem Boden, und die andere, Adalgisa, geht dann zu ihr hin, hilft ihr aufzustehen, und dann gehen beide gemeinsam hinunter. Danach kommt es vor, daß jede von ihnen eigne Wege geht, aber bald schon suchen sie einander wieder. T. geht zu Adalgisa, läßt sich umarmen, streicheln, macht ihr den Hof. Oh, gewiß, auch T. empfindet besondere Sympathie für Adalgisa. Schon auf der Krankenstation sah man sie immer zusammen, solange ich mich erinnern kann, war das so.

Jozzia: Wollten Sie noch etwas sagen, Franca?

Guidelli: Ja, vor einiger Zeit kam eine freundliche, sehr gut gekleidete Frau Adalgisa besuchen, eine entfernte Verwandte, die mit einem Neffen Adalgisas verheiratet ist, und so von ihr hörte. Sie schien bereit, Adalgisa mit nach Hause zu nehmen, erkundigte sich, ob dies möglich wäre und konnte nicht verstehen, weshalb Adalgisa überhaupt hier in der Anstalt saß, wo ihr doch offensichtlich nichts fehlte. Sie brachte ihr Kleider und besuchte sie mehrmals, aber dann hat sie sich nie mehr sehen lassen.

Della Mea: Adalgisa hat ihre Geschichte im März 1914 geschrieben, dann hat sie irgendwann damit aufgehört und seither nie wieder irgendetwas geschrieben. Glaubt ihr, daß eine Frau, die sich zu jener Zeit so auszudrücken vermochte, in die Irrenanstalt gehörte?

Giorgeschi: So wie sie schrieb, hat sie, wie wir neulich nach der Lektüre bereits gesagt haben, in ihrer Autobiographie vielleicht manche Dinge ein wenig durcheinandergebracht, aber es war bei ihr doch immer von wirklichen wahren Dingen die Rede, nicht von solchen, wie sie Leute in der Heilanstalt gewöhnlich erzählen . . . also zumindest nach dem, was ich da erlebt habe. Gegen Ende der Geschichte merkt man, daß sie immer mehr in ein Delirium geriet, und vielleicht stimmt es tatsächlich, daß einen gerade die Umgebung verrückt macht.

Guidelli: Vielleicht doch nicht die Umgebung, denn sie spricht doch immer von den Heiligen, von den sakralen Bildern . . . Ich glaube, daß sie eine Behandlung gebraucht hat, aber eben nicht in die Irrenanstalt gehörte . . .

Giorgeschi: Solange sie zu Hause war, stellte sie die Heiligenbildchen auf usw. Als sie schrieb, war sie aber hier, und was sie da geschrieben hat, das stammte nicht von einer so kranken Frau; ich zum Beispiel fühle mich nicht krank im Kopf, aber in dieser Weise zu schreiben, würde ich mir nicht zutrauen.

Guidelli: Das stimmt schon, aber eine Behandlung hat sie gebraucht.

Jozzia: Glaubt Ihr, daß sie in der Zeit zwischen ihrer Einlieferung im Jahre 1913 und dem Augenblick, in dem sie ein für alle Mal aufgehört hat zu schreiben und sich dem Mutismus ergab, aus dem sie nie wieder herausgekommen ist . . . glaubt ihr, daß sie in dieser Zeit behandelt worden ist?

Giorgeschi: Entsprechend der damals geltenden Methoden wohl schon, es waren eben andere Methoden. Hätte man eine ihr angemessene Methode gehabt, so wäre sie meiner Meinung nach bestimmt wieder herausgekommmen.

Guidelli: Ich glaube auch, wenn sie heute hier eingeliefert würde, käme sie bestimmt wieder heraus. Das ist ein weiterer positiver Punkt der „nuova linea". (10)

Jozzia: Aber glaubt ihr, daß es ihr rein therapeutisch gesehen, während der Zeit ihrer Hospitalisierung, für die wir ein Zeugnis in den Briefen, in der Autobiographie und dem klinischen Tagebuch haben, besser gegangen ist? Wir dürfen ja nicht vergessen, daß sie vor ihrer Einlieferung zwei Selbstmordversuche gemacht hat – so berichtet es zumindest der Arzt.

Guidelli: Ich bin ziemlich sicher, daß bei ihr eine Besserung eingetreten war und sie, wenn ihre Angehörigen eine positive Einstellung zu ihr gehabt hätten, gut wieder hätte herauskommen könne – auch mit Hilfe des Arztes, der entweder eine besondere Sympathie für sie empfand oder gesehen hatte, daß sie nicht hierher gehörte. Damals hätte sie sehr gut herauskommen können.

Giorgeschi: Ich weiß nicht, mir kommt es auch ziemlich komisch vor, daß eine Kranke damals so etwas in der Abteilung schreiben konnte; es beweist doch, jemand hat begriffen, daß sie nicht eine Kranke wie die anderen oder wie viele andere war.

Jozzia: Kann es nicht sein, daß sich der Arzt deshalb für interessierte, weil sie aus einer eher wohlhabenden Familie stammte?

Giorgeschi: Das kann sehr gut sein, denn das Wohlwollen verteilte sich damals nach der Gesellschaftsschicht. Wer aus der untersten Schicht kam, wurde anders behandelt; solche Abstufungen gab es immer.

(10) Mit „Nuova linea" oder „linea Pirella" meinen die Pflegerinnen jene mit dem anti-institutionellen Kampf begonnene neue Anstaltsleitung unter Agostino Pirella. Sie haben diese Ausdrucksweise vom ärztlichen und sozialen Personal übernommen, das bei Auseinandersetzungen mit der Problematik einer Person, einer familiären oder sozialen Situation oft sagt: „Die Linie wäre die und die . . ." Einige Angehörige des Pflegepersonals sagen jedoch auch, wenn sie Unzufriedenheit oder Kritik an der alternativen Verwaltung ausdrücken wollen gern: „Was die Linie betrifft, sind wir ja einverstanden, aber . . .".

Jozzia: Vielleicht aber war das nicht nur eine Sache der gesellschaftlichen Schicht, sondern auch eine Frage der Bildung: eine andere Patientin wäre gar nicht in der Lage gewesen, sich auszudrücken und zu schreiben. Adalgisa dagegen konnte schreiben, sprechen, also das Interesse auf sich lenken. Alles in allem hat die Tatsache, daß sie aus einer höheren Gesellschaftsschicht kam als die meisten anderen Anstaltsinsassen, und daß sie eine gewisse Bildung besaß, den Arzt dazu veranlaßt, sich so eingehend mit ihr zu beschäftigen, daß sich ihr Zustand, soweit ich das beurteilen kann, sehr gebessert hat. Wir wissen doch, oft wirkt schon die Tatsache, daß man sich für eine Person interessiert, sich mit ihr beschäftigt, mit ihr spricht, wie eine Therapie. Sehr wahrscheinlich hat Adalgisa ihre Deliriumsphase deshalb überwunden, weil der Arzt ein wirkliches Interesse an ihr hatte – ein Beweis dafür ist das klinische Tagebuch – und dasselbe gilt wahrscheinlich auch für das Pflegepersonal, weil es erkannte, daß sie anders war als die übrigen Patientinnen.

Guidelli: Dann aber haben ihre Angehörigen sie zurückgewiesen, und danach hat sie sich völlig fallenlassen.

Jozzia: Warum aber hat danach auch das Interesse derjenigen, die sich um sie gekümmert hatten, nachgelassen? Wahrscheinlich, weil sie nun eine Patientin wie alle andern geworden war, und auch ihre Krankenkartei unterscheidet sich von dem Zeitpunkt an nicht mehr von den Karteien der übrigen Patienten der Heilanstalt.

Giorgeschi: Nachdem sich ihre Angehörigen nicht mehr um sie kümmerten, der Arzt sich nicht mehr für sie interessierte, wurde sie vollkommen fallengelassen und mußte für alle Zeiten hier bleiben.

Guidelli: Was hätten denn Ihrer Meinung nach die Ärzte in dieser Lage tun sollen? Juristisch gesehen mußten sie sie hierbehalten, wenn niemand für sie die Verantwortung übernahm. Was hätten sie denn bei den damaligen

Gesetzen anderes machen können?

Jozzia: Sie hätten sie als „geheilt" „unter der Verantwortung des Direktors" entlassen können.

Guidelli: Aber ich glaube, daß so etwas damals weder hier noch in irgendeiner anderen Heilanstalt je vorgekommen ist. Der Direktor wollte natürlich auf Nummer sicher gehen, und im übrigen hat das damals in ganz Italien jeder so gemacht.

Giorgeschi: Ihr sucht jetzt nach Gründen, um denen von früher alles in die Schuhe schieben zu können, ihr kramt überall herum und macht Dinge ausfindig, die man damals eben einfach nicht gemacht hat – warum nicht, weiß ich allerdings auch nicht: entweder hatten die Angst, oder sie waren einfach gleichgültig.

Della Mea: Aus den Nachforschungen, die Enzo Gradassi in Anghiari über die Familie angestellt hat, ergab sich, daß der Ehemann allgemein als gewalttätig galt.

Giorgeschi: Sicher hat Adalgisa nicht das gefunden, was sie suchte. Sie hat in ihrer Geschichte nie etwas Schlechtes über ihren Mann oder über ihren Schwiegervater gesagt, sie hat nur über sich selbst etwas Schlechtes gesagt, aber aus ihrer Geschichte geht doch hervor, daß sie einen Mangel empfand. Sie hatte wahrscheinlich von der Ehe mehr erwartet, und ihr Ehemann vernachlässigte sie, er war nicht der richtige Mann für sie, sie hätte eine viel sanftere Familie gebraucht, die ihr mit freundlichen Gefühlen begegnet wäre. Sie hätte sich gern ein wenig verhätscheln lassen. In Wirklichkeit aber hat sie genau das Gegenteil von dem gefunden, was sie gesucht hatte. Den Selbstmordversuch hat sie doch nur gemacht, weil ihr etwas fehlte, sonst hätte sie doch nicht an Selbstmord gedacht. Wenn ein Mensch heute, morgen, übermorgen ein Leben hinnehmen muß, das ihm nichts bietet, so kommt er doch irgendwann an den Punkt, daß er so etwas versucht.

Guidelli: Für sie wäre vielleicht das richtig gewesen, was sie heute tun könnte: sich scheiden zu lassen.

Della Mea: Da gibt es noch etwas Merkwürdiges in ihrer Geschichte, nämlich die Hochzeit. Sie heiratet, und niemand scheint davon Notiz zu nehmen, niemand geht mit aufs Standesamt oder kommt am Abend zu dem Empfang ins Haus des Schwiegervaters.

Guidelli: Haben sie womöglich heimlich geheiratet?

Della Mea: Aus gewissen Details könnte man den Schluß ziehen, daß ihr Mann andere Frauen hatte. Also hatte er wahrscheinlich noch einer anderen ein Versprechen gemacht, das war in den Dörfern früher so üblich, und dann hatte er Angst vor der Reaktion irgendwelcher Angehöriger. Auf dem Weg von zu Hause zum Standesamt schienen sie sich fast verstecken zu wollen.

Jozzia: Außerdem fand nur eine standesamtliche Trauung statt, was damals äußerst selten vorkam und was vielleicht Kritik im Dorf hervorrufen konnte.

Giorgeschi: Eine standesamtliche Trauung war wirklich etwas ganz Ungewöhnliches.

Jozzia: Man darf dabei allerdings nicht vergessen, daß die beiden Familien republikanisch waren, und daß die Republikaner zu jener Zeit noch schärfer gegen die Kirche eingestellt waren als die Sozialisten, sie waren richtiggehende „Pfarrerkiller" . . .

Della Mea: Anghiari war ja eines der ersten Dörfer mit sozialistischer Verwaltung, was sich natürlich auch auf das politische und kulturelle Klima auswirkte.

Guidelli: Dennoch bleibt die Tatsache bestehen, daß die Hochzeit merkwürdig, sehr merkwürdig war. Adalgisa erzählt mit klarem Verstand alle Einzelheiten, die sich an ihrem Hochzeitstag zugetragen haben, so daß man nicht sagen kann, sie hätte sie erfunden . . .

Della Mea: Es war alles so aufgezogen wie für eine schwangere Braut, was sie ja gar nicht war – alles geschah so, als wollte man etwas verbergen.

Guidelli: Ja, sehr merkwürdig, aber auch der Ehemann muß ja sehr merkwürdig gewesen sein.

Della Mea: Ist eine von einer so aufrichtigen Frau geschriebene Autobiographie eine unmoralische oder eine reine und unschuldige Geschichte?

Guidelli: Mein Gott, es gibt da so ein paar Punkte . . .

Giorgeschi: Wenn man bedenkt, in welcher Zeit das war!

Guidelli: Ja, aber auch abgesehen von der Zeit. Einige kleine unmoralische Ansatzpunkte gibt es schon bei ihr. Aber man kann darüber hinwegsehen, und wenigstens ist sie aufrichtig, sie ist ganz aufrichtig.

Giorgeschi: Diese Dinge gab es ja, die geschahen ja, sie war nur so aufrichtig, sie auch auszudrücken, sie war nicht von falschem Schamgefühl geleitet und sagte nicht heuchelnd: „Ich habe es getan, aber ich schweige darüber."

Jozzia: Als Adalgisa davon erzählt, daß sie ihren kleinen Bruder geküßt hat wie ein Ehemann dies mit seiner Ehefrau tun kann, so sagt sie damit im Grunde, daß die Liebe zwischen Geschwistern auch eine erotische Komponente enthält. Sie hat eine außerordentliche Intuition, diese Dinge zu begreifen und ist von großer Aufrichtigkeit in dem Augenblick, in dem sie darüber schreibt.

Guidelli: Trotzdem glaube ich, daß was sie über den Vater sagt, ein wenig die Ausgeburt ihrer Phantasie ist, aber das, was sie über die Freundinnen sagt, ist ganz gewiß wahr.

Della Mea: Manchmal hat man den Eindruck, daß sie ihr unstillbares Bedürfnis nach Zärtlichkeit und Geborgenheit in eine, sagen wir unschuldige und reine erotische Form überträgt.

Guidelli: Ja, aber ich glaube schon, daß sich mit den Freundinnen ganz richtige sexuelle Episoden abgespielt haben, und daß sie die nicht erfunden hat.

Giorgeschi: Kinder spielen doch oft ‚Arzt-Schwester-Kranker' . . . usw., und dabei passieren manchmal Dinge

. . . ich zieh dir die Hose herunter und geb dir eine Spritze, so was spielen Kinder doch, auch ich habe das sicher getan, und sie hat das mit ihren Freundinnen gespielt, nur vielleicht mit mehr Leidenschaft.

Jozzia: Und vergessen wir auch nicht die bäuerliche Umwelt, in der, anders als bei Stadtkindern, der Sex sehr früh geweckt wird . . .

Guidelli: Sie beobachten die Tiere und kommen mit der Natur in Berührung . . .

Jozzia: Genau, sie haben diese Beziehung zur Natur, die eine andere Einstellung zum Sex bedingt.

Giorgeschi und Guidelli: Als der Fotograf kam, um Adalgisa aufzunehmen, da war sie so nett! Können wir diese Fotografien bekommen und können wir auch ein Exemplar des Buches bekommen, wenn es erscheint?

Nachwort

Daß Adalgisa Contis erschütterndes Buch entstehen konnte, ist den neuen Entwicklungstendenzen der *demokratischen Psychiatrie* Italiens zu verdanken. Jedem Leser fällt auf, daß hier die Patientin und nicht ihre Krankheit im Mittelpunkt steht. Adalgisa wird nicht zum Objekt einer ‚wissenschaftlichen Untersuchung' und für den Ruhm und Ruf eines nach Titeln gierenden Psychiaters mißbraucht: Ihr Name steht da als Schriftstellername und als Name einer Frau, die diese Geschichte erlitten hat. Damit wird gleichzeitig der literarische Rang, die aus dem Leidensdruck hervorgegangene außerordentliche kreative Fähigkeit Adalgisa Contis anerkannt.

An diesem besonderen Ausdruck eines vom ‚Normalen' bedrückten und verletzten Bewußtseins, bedrückt weil es dies ‚Normale' gewagt hatte zu überschreiten, läßt sich eine Erfahrung ablesen, die in ungewohnte und manchem unheimliche Bereiche vorstößt; an dieser Grenze stand und steht auch heute noch die Psychiatrie; diese Grenze hat sie zu bewachen, Überschreitungen zu ahnden, mit ihrer ‚Behandlung' das geflüchtete, ausgebrochene Bewußtsein zurückzuholen; in Wirklichkeit aber: um abzuschrecken. Die neueren Richtungen emanzipierter psychiatrischer Erkenntnis verweigern allerdings diesen zweideutigen ‚gesellschaftlichen Auftrag'. In dieser Erkenntnis trifft sich die antiinstitutionelle Psychiatrie Italiens mit der Antipsychiatrie in Großbritannien und der einfühlenden, empathischen Kunsttherapie. (Vgl. dazu: Ronald D. Laing, Psychologie der Erfahrung, Frankfurt 1975. Und: A. Bader/L. Navratil, Zwischen Wahn und Wirklichkeit. Kunst, Psychose und Kreativität, Frankfurt/Luzern 1976.)

Im Vordergrund steht bei diesen Richtungen eine *positive* Wertung eines abweichenden menschlichen Zustandes und Verhaltens. Wobei aber das neue italienische Heilkonzept viel konkreter den Ursachen der Krankheit nachgeht, diese mit einbezieht, sich nicht mit kollektiver Seelenmassage begnügt, auch nicht nur die Eingliederung des Patienten in den Arbeitsprozeß betreibt, sondern versucht, die Strukturen des sozialen Umfeldes, die krankheitsfördernd sind, aufzubrechen, allem voran das Verhältnis Arzt-Patient, Psychiatrie und Krankheit. Im Mittelpunkt steht der Kranke und der Versuch, diesem ein Bewußtsein seiner Lage und der Ursachen seiner Krankheit zu geben, ihn nicht mehr wie einen Gegenstand zu behandeln, sondern ihm seine Geschichte zu öffnen, ihm sein Selbstbewußtsein zurückzugeben, da Krankheit, so die Meinung der aretiner Equipe und der gesamten *demokratischen Psychiatrie*, aus einem sozialen Vakuum, aus einem ‚Machtpotential Null' hervorgeht.

Die Initiative der neuen antiinstitutionellen Psychiatrie in Italien geht auf das Kollektiv der Heilanstalt Görz an der italienisch-jugoslawischen Grenze zurück, dem es Anfang der sechziger Jahre gelang, die Heilanstalt zu öffnen: nachdem dieser Versuch dann in dieser christdemokratisch geführten Provinz aufgegeben werden mußte, gingen einige Ärzte nach Arezzo. Hier hatte die linksgerichtete Provinzverwaltung beschlossen, die Heilanstalt im Sommer 1971 zu öffnen und umzustrukturieren.

Patienten, Pfleger, Ärzte erarbeiteten in den folgenden Jahren eine besondere Art von therapeutischer Gemeinschaft und verschiedene Organisationsformen, in deren Mittelpunkt die Abteilungs- und vor allem die Vollversammlungen standen; diese wurden von Patienten geleitet und gelten auch heute noch als eine Art von Selbstverwaltungsinstrument und demokratisches Forum. Das antiinstitutionelle Verfahren, das hier therapeutisch angewendet wurde und auch heute angewendet wird, besteht im Abbau der Anstaltsmechanismen, der Rang- und Machtstrukturen, der Rollen, vom Direktor bis zu den Unterdrücktesten, jenen mit dem ‚Machtpotential Null'. (Vgl. dazu den Bericht von Pirella/Schlesak, Sozialisation der Ausgeschlosssenen. Praxis einer neuen Psychiatrie, Reinbek 1975).

Dieses Verfahren war als Lernprozess für alle, für Patienten, Ärzte, Sozialarbeiter und Pfleger gedacht, alle waren und sind der Kontrolle und Kritik in den Vollversammlungen unterworfen, eine Flucht in technische und wissenschaftliche „Neutralität" ist nicht mehr möglich.

Man ging in der Therapie vor allem von der sogenannten *verifica*, der Überprüfung, dem Zwiespalt zwischen Wahn und Wirklichkeit aus, wobei als Ursache des Wahns eben die Tatsache angesehen wurde, daß ein Mensch, der seine Situation, in der er lebt, nicht durchschaut, ‚durchdrehn' *muß*. Der so Ausgeschlossene, dem man etwas vormacht, der sich selbst etwas vormacht, kann nicht geheilt werden, bevor er seine wahre Lage nicht durchschaut hat. Die Theorie kennt viele Varianten dieses „falschen Bewußtseins", dieser „Lebenslüge". Diese recht schmerzhafte Wahrheitsoperation kann niemand allein, oder auch mit dem Therapeuten gemeinsam leisten, dazu gehört ein Prozeß aller am Leben des Patienten Beteiligten, also auch des Ehepartners, der Kollegen, der Eltern usw. Und dazu gehört auch eine ganz konkrete materielle Hilfe: Wohnungsprobleme, Geldprobleme usw. müssen gelöst werden. Herstellung von Öffentlichkeit, Schaffung der Bedingungen, die Angst und Streß abbauen, gehören mit zur Therapie. Und man setzt auf den heilenden Einfluß einer offenen Gemeinschaft.

Schon die Vollversammlung sprengt die Grenzen der Institution, ihren unterdrückenden und alles verheimlichenden Apparat der Hierarchien. Schon sie ist eine tendenzielle Öffnung ins soziale Umfeld, denn jeder kann an ihr teilnehmen und das Wort ergreifen. So werden also der Ausschluß, die „primäre Abweichung", und die Abstempelung des Patienten mit psychiatrischen Mitteln, die „sekundäre Abweichung", zurückgenommen. Dieser Ausgangspunkt: die Krankheit in den Zusammenhang eines über die empirisch-tatsächliche und auch psychologisch feststellbare Realität hinausgehenden gesellschaftlichen Ganzen zu stellen, ist der technokratischen Methode und „Neutralität" der traditionellen Psychiatrie scharf entgegengesetzt.

Als wichtigste Konsequenz: Krankheit in Zusammenhang mit allen den Menschen krankmachenden, weil ausschliessenden Institutionen zu sehen: mit der Familie, der Schule, dem Beruf, vor allem der Fabrik; Heime, Gefängnisse, Sondereinrichtungen in die Therapie-Tendenz mit einzubeziehen! Und den Wahnsinn dort zu suchen, wo er entsteht, prophylaktisch vorzugehen – außerdem dort mitzuarbeiten, wo er am stärksten gefördert wird, Streß-Probleme auftauchen: an den Arbeitsplätzen, in Großstadtwohnkulturen, usw. Mentalhygienische Dienste und alternative Strukturen, wie Tageszentren, Familienhäuser etc. sind therapeutisch wichtiger als die Arbeit in der Anstalt selbst. Die gesamte Ursachenkette von Krankheit soll aufgespürt werden; und damit kommt dann auch die *Krankheit der Gesunden* ins Blickfeld.

Die demokratischen Psychiater, Therapeuten und Pfleger Italiens haben sich im Herbst 1976 zu einer Organisation zusammengeschlossen; immer mehr Heilanstalten wurden geöffnet, immer mehr mentalhygienische Dienste begannen zu funktionieren, nicht nur in Arezzo, Triest, Reggio Emilia, Mailand, Siena, sondern im ganzen Land. Und seit Mai 1978 gibt es nun ein neues Gesetz, das Gesetz Nr. 180, das bisher als der größte Erfolg dieser Bewegung gewertet werden kann: *die Abschaffung der Heilanstalt in ganz Italien.* Kernsatz des neuen Gesetzes: „Alle staatlichen Heilanstalten, in denen zum Teil nach längst überholten Methoden gearbeitet wird, sind zu schließen. Ihre Insassen sollen im Laufe einer Übergangsperiode wieder in die Gesellschaft eingegliedert werden."

Daß jetzt neue Schwierigkeiten anstehen, daß die allgemeinen Krankenhäuser jetzt die Last tragen müssen, und dafür nicht vorbereitet sind, ist klar; aber diese Brisanz als Gewinn, daß sich nun nämlich die Medizin damit auseinandersetzen muß, daß die unangenehme ‚moderne Pest' Geisteskrankheit, bisher säuberlich in der Heilanstalt isoliert, auf die allgemeine Medizin zukommt, haben die engagierten Therapeuten mit einkalkuliert; denn jetzt geht es ihnen genau um dieses Problem: die ärztliche Wissenschaft und ihre Methodologie zur Rede zu stellen, sie dazu zu zwingen, sich zu hinterfragen.

Die Psychiatrie Italiens hat das selbst gesteckte Arbeitsziel einer Entpsychiatrisierung des seelischen Leidens formell nun auch landesweit erreicht. Und als nunmehr zweiter Schritt zeichnet sich die Phase einer praxisbezogenen Auseinandersetzung mit der Wissenschaft ab; Forschung, Aufarbeitung der bisherigen Erfahrung und der geschaffenen neuen mentalhygienischen Strukturen sind die Mittel zu dieser Auseinandersetzung. Der Forschungsauftrag ist finanziell abgesichert durch den nationalen Forschungsrat (CNR). Eine neue Methodologie soll erarbeitet werden, die offen ist gegenüber den Ursachen, aber vor allem auch gegenüber den Inhalten des psychischen Leidens.

Für Arezzo ist nun das vorliegende Buch „Im Irrenhaus" die erste Frucht dieser beginnenden Forschungsarbeit. Denn eines der Themen, die sich die Arbeitsgruppen gestellt haben, ist auch die kommentierte Herausgabe jenes Archivmaterials der Heilanstalt, in dem das Leiden, unzählige Biographien von Patienten, eingefroren und eingesargt, nosologisch ‚unschädlich' gemacht wurden. So, als könne man diesen Krankheitszustand, diese Unvorstellbarkeit klassifizierend abtun, andere und sich selbst damit beruhigen, indem man etwa „melancholisches Syndrom" hinschreibt.

Adalgisa Conti gehört zu jenen Langzeitpatienten, denen durch die neue Therapie nicht mehr viel zu helfen war. Von der alten Anstalt, die sie jahrzehntelang ‚behandelt' und eingesperrt hatte, wurde sie so sehr zerstört, daß auch die wenigen Zeichen einer neu einsetzenden Erinnerungs- und Kommunikationsfähigkeit wie ein Wunder wirken, vor allem da sie heute 92 (!) Jahre alt ist.

Es scheint also so zu sein, daß neben der günstigen Wirkung einer ‚besseren' Abteilung, der Frauenabteilung Beschäftigungstherapie, wo Adalgisa seit einiger Zeit lebt, auch eine gewisse Rückwirkung der vor 65 Jahren geschriebenen Biographie an ihrem veränderten Zustand erkennbar wird. Es ist eine Art Rückgabe des enteigneten Selbstbewußtseins. Jenes Schreiben, damals aus Gründen der Lebensrettung, als Halt und Kommunikationsversuch betrieben, führt nun heute dazu, daß die Zuwendung, die Aufmerksamkeit, die Adalgisa genießt, auch auf sie rückwirkt. Piero Jozzia, ihr Arzt, meint, daß nicht sie sich verändert habe, sondern ihre Umgebung; das wäre ja nur der Revers dessen, das, entsprechend der Konzeption der neuen Psychiatrie, ja auch im negativen Sinn Krankheit vor allem Krankheit der Heilanstalt ist, die dem Wahnsinn erst zu seinem Ausbruch verhilft. Wir hatten vor fünf Jahren in unserem Buch („Sozialisation der Ausgeschlossenen") aufgrund eigener Beobachtungen und Aussagen der Ärzte geschrieben, daß Adalgisa Conti zu jenen Langzeitpatienten gehöre, die „auch von der *nuova linea* nicht mehr zu retten sind", „heute mit 87 dämmert sie ihrem Tod entgegen; die Öffnung der Anstalt kam für sie zu spät. Die totale Institution Irrenhaus hatte ihr Werk getan. Ihre Briefe klingen wie Dokumente einer psychischen Hinrichtung."

Heute muß diese Einschätzung, glaube ich, berichtigt werden: heute reagiert sie freundlich und liebenswürdig, geht auf alles ein, bedankt sich für jede Handreichung. Und vor allem: die Erinnerungen beginnen langsam wieder zu fließen.

Die Öffnung auf allen Ebenen hat sich auf sie ausgewirkt. Und wenn man nun danach fragt, wie soll die *nuova linea* weitergehen, was wird mit der neuen Methodologie, der Forschung, deren erstes Resultat in Arezzo nun auch auf deutsch hier vorliegt, dann kann die Antwort nur heißen: eben in entgegengesetzter Richtung, als es die Anstalts- und Verwahrungs-Psychiatrie praktiziert. Diese hatte und hat die Aufgabe, Krankheit zu klassifizieren, und absurderweise genau das auf den Begriff zu bringen, was sie selbst erzeugt; in der *demokratischen Psychiatrie* geht es darum, sich auf den Weg zu machen in Richtung Inhalt und Ursache der Krankheit; also nicht den Patienten auf dem vorgefaßten und vorgeprägten Terrain des Arztes zu vergewaltigen, sondern sich auf das immer noch unverstandene Gebiet der Geisteskrankheit zu begeben, und damit umdenken zu lernen.

Es wird sogar so formuliert, daß es nun nicht mehr darum gehe, die Diagnose der Krankheit, sondern die der ‚Gesundheit' zu stellen; in Perugia/Umbrien z.B. hat sich die psychiatrische Forschungsgruppe diese ungewöhnliche Aufgabe gestellt.

Die aretinische Forschungsgruppe hat in ihrem ersten Entwurf, dem „Dokument Arezzo 1" (In der Hauszeitschrift „Fogli di Informazione" Nr. 50, S. 302) als Ausgangspunkt den bewußt vagen, aber provokativen Begriff des *disagio*, des *Unbehagens*, vorgeschlagen. Dieser Begriff ist wohl angelehnt an Freuds ‚Unbehagen in der Kultur', doch wird er hier viel schärfer wider diese Kultur gefasst: Unbehagen an der ‚Wissenschaft', die mit diagnostischen Begriffen das Vakuum zwischen vitalen psychischen Bedürfnissen und ihrer Befriedigung zudeckt; ein Vakuum, aus dem Geisteskrankheiten entstehen, wird so zugedeckt. Es ist ein Unbehagen an einem durch Projektion erhaltenen Wirklichkeitsbegriff, des sogenannten „Normalen", aus dessen Sicht dann das Bild von der Natur des Wahnsinns, der Abweichung, der Ab-Normalität bestimmt wird.

Im Ansatz sind diese Ausgangspunkte auch eine beginnende Selbstkritik an der Neigung der *demokratischen Psychiatrie*, den gesamten Komplex der Geisteskrankheiten aufs Soziopathische zu reduzieren; die Natur des Wahnsinns gleichzusetzen mit seiner Verursachung. Doch je mehr die eigentlichen Inhalte der Lebensgeschichten und des ‚Deliriums' ins Blickfeld rücken, um so weniger läßt sich jene Grenze ignorieren, an der Wahn und Wirklichkeit zusammenstoßen und Abweichung auch abweichende Wahrnehmung, Poesie und Schmerz, Bewußtseinserweiterung, aber auch Qual ist. Es wird deutlich, daß diese Überschreitung des Gewohnten, die mit Angst und Tabus besetzt ist, die Überschreitung eines kollektiven, historisch verfaßten Wahnsystems ist, dessen obligate Ontologie Elemente gesellschaftlicher Kontrolle enthält. Da dieses Erkenntnissystem ein Machtsystem ist und auch von anderer, ‚gesunder' und anerkannter Überschreitung, etwa in der Wissenschaftstheorie, den Wachstumsgrenzen, der Ökologie etc., in eine Krise gestürzt worden ist, kann die Methodologie einer neuen Psychiatrie im Dienste des Kranken und nicht gegen ihn, nur hier ansetzen.

Es klingt nun unter heutigen Verhältnissen massenhaften seelischen Elends, vor allem unter den armen Bevölkerungsschichten, mit denen es Arezzo vorwiegend zu tun hat, fast wie Luxus, sich auch mit den Inhalten des Deliriums zu befassen. Das Delirium wird zwar als Symptom, als

Alarm und Hilferuf verstanden, die eigentliche Aufgabe aber besteht darin, es ‚rückzuführen' auf die Krankheitsverursachung. Oder wie Agostino Pirella sagt: „Der Patient kann sich zwar symbolisch ausdrücken, aber er ist nicht in der Lage, die Machtebenen, die Repression, den Klassencharakter der Gesellschaft, den Gegensatz der Geschlechter zu erkennen." Und dies gehört auch zum Arbeitsinstrument der *verifica*, der Wahrheitsfindung. In dem letzten Heft der „Fogli di Informazione" (Nr. 54/55), einer Sondernummer über das Problem „Frauen und Wahnsinn", wird gerade von seiten des Frauenkollektivs der Ärztinnen und Therapeutinnen in Arezzo (und in anderen Heilanstalten) die Kritik an reiner soziopathischer Betrachtung der Krankheit angeregt: „Eine unkritische Aneignung des Marxismus hat dazu geführt, daß die Probleme der Frauen, der Familie, der Rollen aufs Soziale reduziert wurden." Und wenn hier über „Frauenprobleme" gesprochen wird, dann dürfen wir nicht vergessen, daß es vorwiegend eine agrarische Welt ist, Landbevölkerung, mit der es die Therapeutinnen zu tun haben, und die nicht weit entfernt ist von jener Adalgisas vor 65 Jahren; daß die gleiche Unterdrückung durch Armut und patriarchale Zustände in leicht abgeänderter Weise besteht; in der Wahnsinn oder Selbstmord oft das einzige Fluchtmittel sind. Und gerade auch die höchst merkwürdige magische Symbolwelt (die wir auch bei Adalgisa wiederfinden: etwa die „Verhexung" durch eine „Schlange" usw.), wird in der vorhin erwähnten Arbeit zitiert: „Wenn die Frau sich mit ihrer aufgezwungenen Rolle nicht mehr identifizieren kann, rebelliert sie wenigstens auf symbolische Weise. Und um sich mit dem unvorstellbaren Inhalt dieser Symbolik nicht auseinandersetzen zu müssen, beschließt dann die Familie, daß es nicht die Kranke, sondern ein übermächtiger Geist ist, der in sie fuhr." Giovanni Jervis, der wohl erfahrenste Kritiker der italienischen Psychiatrie-Bewegung hat in seinem „Kritischen Handbuch der

Psychiatrie" (Frankfurt 1978) auch darauf hingewiesen, daß gerade diese „bäuerliche Welt noch Gleichgewichtsmechanismen besitzt, die an magische Traditionen gebunden sind und wenig mit der Rationalität zu tun haben, die die Psychiatrie bietet." Es sind aus tiefen Verständnis der psychischen Krisen entstandene „kollektive Riten", sie verhelfen zur Wiederherstellung des Gleichgewichts, führen zur „Restitution". Der Mensch ist ja nicht nur ein rationales Wesen, die unbewußten Prozesse und Verheerungen treten ja vor allem durch Nichterfüllung tiefer psychischer Bedürfnisse, vor allem von Liebe, auf. Das Ausschließen der Emotionalität, das Über-Rationale, das Sperren jener Zonen, aus denen sich der Mensch regenerieren kann, hat mit zur massenhaften Zunahme von Geisteskrankheiten geführt.

Eine neue psychiatrische Methodologie kann sich diesem Problem nicht entziehen, es weist mitten in eine Krise des bürgerlichen Weltbildes, das die Objektivität und Rationalität zu ihrem neuen Gott erkoren hatte. Die *demokratische Psychiatrie* Italiens gehört ebenfalls zu jenem Versuch fortschrittlicher Wissenschaftler, die technokratische Lösungen als Dienstleistungen für das System entlarven und zu überwinden suchen. Gerade die ‚neutrale' Wissenschaft und Technik erweist sich als Ideologie. In der massenhaften psychischen Verelendung, der Atomgefahr und in der Zerstörung des ökologischen Gleichgewichts zeigt sich, daß jene Art von rationalem Denken samt seinen Resultaten, an dessen Bewußtseinsgrenzen die offizielle Psychiatrie über jede Art von Abweichung im Denken und Verhalten wacht, wider die Natur ist und zerstörerisch wirkt.

Die italienische Psychiatrie hat bisher versucht, zwei Arten von Mauern abzubauen: die äußeren, sichtbaren der Anstalt; die innern der Macht (Rolle und Hierarchie); nun ist sie bei der dritten angelangt, die am schwersten zu beseitigen ist: an jenen Kontrollen und Barrieren, die uns das projektiv vorspiegeln (vor allem in Raum, Zeit und Kausalität), was man „Normalität" nennt; „Normalität", die letztlich in einem gesellschaftlichen Sozialisationsprozeß entstanden ist, dessen Introjektionen eine Lebensform ermöglichen – *und bewachen*!

Piero Jozzia und seine Kollegen sind der Meinung, daß eine neue Methodologie vom alternativen, veränderten Bewußtsein der Patienten ausgehen muß: „Ich nehme an, daß wir in einigen Jahren ein Buch über Psychopathologie werden schreiben können", sagte er, „das faktisch geschrieben wurde von Ent-Psychiatrisierten wie Adalgisa und Beobachtungen über sie mitenthält. Auch ihre Ausdrucksweise, ihren Stil. Also ein Buch über Geisteskranke von Geisteskranken selbst geschrieben."

Denn letztlich ist ja Therapie nur möglich, wenn man den Patienten auf seinem Weg begleiten kann, deshalb muß man seinen veränderten Zustand genau kennen.

Das aretiner Kollektiv, vor allem das betroffene Frauenkollektiv der Pflegerinnen hat das Verbindliche an Adalgisa Contis Bericht auch für sich erkannt. Es war eine Öffnung auch für sie, für ihr eignes Leben – ein Symbol; ihre Schuldintrojektionen, die eine Lebensform bewachen, gelten auch heute noch, wenn auch in veränderter Form; und das hier abgedruckte Gespräch wurde so heftig geführt, daß Teile daraus gestrichen werden mußten. Es reicht also nicht aus, die äußeren Institutionen abzuschaffen, die inneren sind viel gefährlicher und gewaltiger, sie haben letztlich auch Adalgisa zugrundegerichtet. Das wird aus dem Text überdeutlich und wird auch in der Deutung gestreift. Der zum Wahnsinn führende Mechanismus der Bildung von Schuldkomplexen ist ja inzwischen ein fester Bestandteil der Analyse. Er tritt zum äußeren Repressions-Vorgang gewichtig hinzu. Es wird klar, wie nahtlos die Institutionen ineinandergreifen und das nicht ‚spurende'

Individuum ausschließen, wobei die Frau, das Kind, die Alten, der gesellschaftlich Schwächere, eben jener, nahe dem ‚Machtpotential Null', besonders gefährdet sind.

Adalgisa kann ihren ‚genitalen Charakter', ihre Arbeits- und Liebesfähigkeit unter den gegebenen Umständen nicht ausleben. Und ‚gegeben' ist nur jene Zwangsgemeinschaft Ehe, in der sie mit *gemischten* Gefühlen lebte. Weil sie jenen Vorschriften eines umgeleiteten Mitwissens, umgepolt zum „Über-Ich", nicht Genüge tun kann, unbewußt wohl auch nicht Genüge tun will, sich ihrem brutalen Ehemann Probo und den ‚Reinheits'-Forderungen nicht beugt, nie gebeugt hat, wird sie gebrochen. Diese Vernichtung wird letztlich aber durch das „Über-Ich" besorgt, dessen Gewalt uns (seit den Griechen) als ‚ewiges Schicksal' erscheint; dessen Herausbildung (ebenfalls in einer Ehebeziehung von Vater und Mutter und einer Dreiecksbeziehung: Vater-Mutter-Kind) ist Adalgisas (und auch unserem) Bewußtsein entzogen. Es sind jene durch ‚Umpolung' entstandenen verinnerlichten Institutionen, die Autoritäten und Vaterfiguren, die tief verankerten brutalen Schuldgefühle und Strafbedürfnisse. Diese treten auf, wenn sie sich dagegen auflehnt, den Vaterfiguren zuwiderhandelt, daher sogar den Irrenhaus-Aufenthalt als gerechte ‚Strafe' akzeptiert: so darf Probo sie, weil sie „charakterlos" ist, ins „Loch" bringen!

Dieser erschütternde Lebensbericht hat prinzipiell an Aktualität nichts eingebüßt, denn nur die Formen der Unterdrückung haben sich verändert, oft so, daß sie nur weniger deutlich geworden sind. Die Frauen gehören auch heute immer noch zu den Ausgeschlossenen und Benachteiligten. Und das könnte auch damit zusammenhängen, daß jenes unbewußt fixierte Kontrollsystem, das eine bestimmte Rationalität und Lebensform möglich macht, männlich bestimmt ist und die Erinnerung an eine gynaikokratische Frühform menschlichen Zusammenlebens verdrängt. In der Kunst, im Traum kehrt diese aber immer wieder; und auch in der Geisteskrankheit bricht sie in schmerzhaft entstellter Form durch und wird gemeinhin brutal unterdrückt oder entschärft.

In dem hier schon erwähnten Sonderheft über das Problem Frauen und Wahnsinn drücken vier Therapeutinnen aus Arezzo viel schärfer als dies bisher geschehen ist, ihre Schwierigkeiten aus, dem Phänomen Wahnsinn ‚neutral' zu begegnen, und üben Kritik an ihren männlichen Kollegen, für die es möglicherweise viel einfacher sei, ihr „falsches Bewußtsein" einzusetzen, um sich dem Leiden der Kranken zu entziehen: „Wir aber können es nicht tun", schreiben die Frauen, „der Konflikt, der innere Widerspruch ist zu sehr auch der unsere, auch wenn er in uns verdrängt, negiert wird, damit wir ihn nicht als Leid, als Schmerz empfinden müssen, und auch um jedes Risiko zu vermeiden, unsere eigne amputierte Seele auf die Frauen zurückwirken zu lassen, die ja unsere Hilfe brauchen." Und trotzdem sei es gleichzeitig unumgänglich für eine solche Hilfe, „sich mit sich selbst zu begegnen, mit unseren Unsicherheiten, den Selbstzweifeln, den nicht gelösten inneren Konflikten." Es scheint so zu sein, daß die Frauen im psychiatrischen Beruf eher als die männlichen Kollegen bereit sind, die Institution in sich aufzubrechen, die Rolle infragezustellen, um so genau jener Initiative zu entsprechen, die von der neuen Psychiatrie ausgeht, als Praxis angestrebt wird: die Begegnung zwischen den beiden sich sozial gegenseitig ausschließenden Formen des Bewußtseins, die nur umschreibend und mit größtem Mißtrauen „Krankheit" und „Gesundheit" genannt werden können. Und der Gedanke, daß Verständigung, Begegnung mit den Patienten, vor allem den oft noch schwerer betroffenen Patientinnen, und damit Heilung nicht möglich sei, „wenn die Wahrheitsfindung nicht bis zur letzten Konsequenz vorangetrieben wird", ist ebenfalls in der erwähnten Sondernummer von Therapeutinnen artikuliert worden: „Wahrheitsfindung nicht nur, was unsere Rolle als Ärztinnen betrifft, unser Wissen als Macht, sondern Wahrheitsfindung auch als schonungsloses Eingeständnis unseres Nichtwissens."

Dieter Schlesak